Edmond Schoorel & Nicole Weerts

Schlaf

Edmond Schoorel & Nicole Weerts

Schlaf

und seine Bedeutung für einen gesunden Rhythmus

Aus dem Niederländischen
von Marianne Holberg

Urachhaus

Nederlands letterenfonds dutch foundation for literature

Wir danken dem Nederlands Letterenfonds
für die großzügige Unterstützung der Übersetzung.

Die niederländische Originalausgabe erschien 2019 unter
dem Titel *Slaappatronen. De ontwikkeling van gezonde slaap bij kinderen en wat je kunt doen als het niet vanzelf gaat*
im Verlag Uitgeverij Christofoor, Zeist.

ISBN 978-3-8251-5241-3

Erschienen 2020 im Verlag Urachhaus
www.urachhaus.com

Umschlaggestaltung: Ursula Weismann
Gesamtherstellung: CPI books GmbH, Leck

Inhalt

Teil 2
Bürger zweier Welten

Teil 3
Schlafprobleme und wie man mit ihnen umgeht

Gute Nacht, mein Kind!

Guten Abend, gut' Nacht,
Mit Rosen bedacht,
Mit Näglein besteckt,
Schlupf' unter die Deck',
Morgen früh, wenn Gott will,
Wirst du wieder geweckt.

Aus: *Des Knaben Wunderhorn,* 1808

Einleitung

»Schlaf, Kindlein, schlaf ...«

Herrlich, wenn wir ein solches Kind haben: Ganz friedlich singen wir ein Wiegenlied, unser Kind dämmert in einen gesundenden Schlaf hinüber. Von den vielen A-s im Lied fangen wir selbst an zu gähnen.

Manchmal aber wird dies Schlaflied zu einem drängenden Wunsch. Schlaf! Kindlein! Schlaf! Wir verzweifeln, wenn unser Kind 24 der 24 Stunden herumgetragen werden will – immer im Tragetuch. Wenn wir stehen bleiben, ertönt ein markerschütterndes Kreischen aus der schützenden Hülle. Also weitertraben, es ist zum Verrücktwerden.

Wir haben uns mit diesem Buch über Schlafstörungen viel vorgenommen. Wir wollen zusammenfassen, was über Schlafmuster, Schlafprobleme und Schlafstörungen bekannt ist. Wir wollen das Schlafen aus seinem untrennbaren Zusammenhang mit dem Wachen betrachten. Wir wollen den Rhythmus von Schlafen und Wachen als einen der existenziellen Rhythmen des Menschenlebens darstellen. Wir wollen die Reise des Kindes in der Nacht beschreiben, wenn es seinem Engel, seinen Absichten, seinem Schicksal begegnet und in seinem Leben ankommt. Wir wollen die Folgen von Schlafmangel auf körperlichem, seelischem und geistigem Gebiet beschreiben. Bei Einschlaf- oder Durchschlafproblemen eines Kindes wollen wir mit praktischen Ratschlägen helfen.

Anstoß zu diesem Buch gab die Arbeit von Nicole Weerts; sie untersucht die Behandlungsmöglichkeiten der anthroposophischen Medizin bei Schlafproblemen von Kindern. Die vorläufigen Ergebnisse sind hier zusammengefasst.

Im Laufe unserer Arbeit hat uns das Phänomen Schlafen und Wachen zunehmend fasziniert und beeindruckt. Uns wurde deutlich, dass es kein Lebensgebiet gibt, auf das die Qualität und Dauer des Schlafs keinen Einfluss hätte. Unsere eigene Gesundheit ist abhängig davon – und die unserer Kinder ebenfalls. Auch unsere Stimmung wird in nicht geringem Maße von der Qualität des Schlafs bestimmt. Schlafmangel führt zu Störungen auf verschiedenen körperlichen Gebieten, unter anderem auf das Immunsystem.

Eine gesunde Entwicklung ist von sehr vielen Faktoren abhängig, doch die Grundlage jeder Entwicklung ist eine gute Nachtruhe.

Es ist faszinierend, wie viel uns inzwischen durch die Schlafforschung über die Funktionen des Schlafs bekannt geworden ist. Jede Nacht wird unser Gehirn sozusagen blank gespült. Wir wachen morgens im wahrsten Sinne des Wortes mit einem hellen Kopf auf. Wir brauchen aber bestimmte Schlafphasen, um unsere Erfahrungen des Tages ins Gedächtnis zu bekommen. So viel wussten wir in etwa. Wussten wir aber, dass auch unsere Fähigkeiten nachts zunehmen? »Embodied cognition« wird das genannt. Kenntnisse, die nicht in unserem Kopf, sondern in den Muskeln sitzen. Wie kommt das Wissen dorthin? Natürlich durch Üben, aber auch, indem wir uns nach dem Üben schlafen legen.

Die Ergebnisse der geisteswissenschaftlichen Forschung Rudolf Steiners werfen noch ein weiteres Licht auf dieses Phänomen.

Unser Kind erlebt jede Nacht aufregende Dinge. Wir selbst übrigens auch. Wir erholen uns nachts nicht nur von den Anstrengungen des Tages, sondern kommen auch mit neuen Erkenntnissen, neuer Kraft und neuer Gesundheit zurück. Dadurch können wir das tun, wozu wir auf die Welt gekommen sind.

Wir wünschen uns, dass wir den Leser mit unserer Begeisterung für das Thema Wachen und Schlafen anstecken können, dass er dadurch inspiriert wird und Eltern und Kinder besser schlafen können.

Teil 1

Die normale Entwicklung

1.1 Schlafprobleme: Typische Beispiele

Am Anfang und am Ende dieses Buches nennen wir charakteristische Beispiele. Am Anfang, um das Ganze einzuordnen: »Aha, darum geht es.« Am Ende beschreiben die Beispiele einige der vielen Möglichkeiten, mit Schlafproblem richtig umzugehen: »Aha, so kann man es machen.«

Säuglinge

Maike ist ein sechs Monate altes, zart gebautes Mädchen. Das Erste, was uns auffällt, sind ihre sehr großen braunen Augen, die uns durchdringend anschauen. Ihre dünne Haut ist fast durchsichtig, und sie hat tiefe Schatten unter den Augen. Die Händchen und Füßchen sind immer kalt, und nach dem wöchentlichen Bad muss ihre Mutter sie sehr schnell wieder anziehen, sonst kühlt sie ab und kann nicht mehr von sich aus warm werden. Maike schläft nicht. Ihr Schlaf dauert 15 Minuten bis zu einer halben Stunde am Stück, sowohl am Tag als auch nachts. Die Mutter ist todmüde und weiß nicht mehr, wie sie ihrer Kleinen helfen soll. Der Vater hat einen anstrengenden Beruf und ist oft auf Reisen. Die Mutter schläft inzwischen auch nicht mehr … Sie hat sich die sechs Monate nach der Geburt wirklich anders vorgestellt. Sie ist so müde, dass sie ihren Schwangerschaftsurlaub um drei Monate verlängert hat.

Kleinkinder

Der zweijährige Jonas ist ein unternehmungslustiger kleiner Junge. Blonde Locken, strahlende Augen, immer fröhlich und sehr aktiv. Den ganzen Tag über ist er zugange, schleppt Spielzeug herum und klettert auf Stühle. Seine Mutter fand ihn einmal spielend auf dem Esstisch, wohin er in einem unbeobachteten Augenblick geklettert war. Er ist immer übersät mit blauen Flecken und hat Beulen am Kopf. Die steckt er stoisch und nur selten mit einer Träne weg. Die Mutter sagt: »Er ist nicht zu bremsen, er kann keinen Augenblick still sitzen, und an Schlaf ist kaum zu denken.« Er braucht sehr lange zum Einschlafen, sein ganzer kleiner Körper wehrt sich anscheinend dagegen, zur Ruhe zu kommen. Und danach ist der Schlaf auch unruhig mit viel Gebrabbel und manchmal sogar einem Schrei. Die Eltern müssen nachts regelmäßig zu Jonas, um ihn zu beruhigen.

Einschlafprobleme bei Vorschulkindern

Luisa ist viereinhalb Jahre alt. Sie ist vor fünf Monaten in den Kindergarten gekommen, und seitdem will sie nicht mehr ins Bett. Ihre Eltern gehen gelassen damit um. Für sie ist diese hinausgezogene Bettgehzeit an sich kein Problem, doch die Erzieherin sagt immer wieder, dass Luisa so müde sei. Oft weint sie beim Spielen wegen Kleinigkeiten und zieht sich dann am liebsten bei der Erzieherin auf dem Schoß mit dem Däumchen im Mund zurück, oder zugedeckt in der Puppenecke. Einmal ist sie dort eingeschlafen …

Durchschlafprobleme bei Vorschulkindern

Kai ist sechs Jahre alt. Er ist ein verträumtes und fantasievolles Kind. Beim Spielen mit anderen Kindern steht er gern am Rand und schaut zu. Er genießt es geradezu, sich Neues auszudenken. Dann ist er auf einmal der Drache oder der Ritter, der erscheint und dem Spiel einen neuen Impuls gibt. Kai ist nachts noch nicht trocken und wird immer gegen ein Uhr mit einem nassen Schlafanzug in einem nassen Bett wach. Dann ist es in seinem Bettchen kalt und er kriecht heimlich ins große Bett zwischen Vater und Mutter. Da ist es schön warm, aber wenn Kai dann schläft, sind seine Eltern hellwach. Und bis ein neuer Schlafanzug, ein trockenes Bett und ein neuer Schlaf zustande kommen, ist es beinahe Zeit zum Aufstehen. Die Eltern überlegen, ob Kai wieder eine Windel braucht.

Einschlafprobleme bei Schulkindern

Kris ist neun Jahre alt. Sie ist ein schmales, blasses Mädchen mit einem meist besorgten Blick. Sie spricht langsam, und ihre Wortwahl und ihre Geschichten sind gut durchdacht und deuten auf eine reiche Fantasie. Wenn sie nach dem Spielen etwas über andere Kinder erzählt, ist es äußerst nuanciert und anschaulich. Ihre Mutter bekommt sie abends zwar ins Bett, aber Kris will immer »noch eben dies«, »noch eben das«. Das kann bis zu anderthalb Stunden dauern. Die Mutter merkt, dass Kris alles schwernimmt, was sie tagsüber erlebt, und es hilft ihr, alles zu erzählen und sich von der Mutter erklären zu lassen. Es tut ihr gut, wenn die Mutter Anteil daran nimmt. Dann verschwinden auch ihre Bauchschmerzen.

Durchschlafprobleme bei Schulkindern

Seit ein paar Wochen fällt es den Eltern auf, dass ihre zehnjährige Tochter Lieve morgens nicht aus dem Bett zu bekommen ist. Beim Frühstück ist sie schweigsam und isst ihr Butterbrot nur widerwillig. Als die Eltern sie danach fragen, sagt Lieve, dass sie nachts aufwacht und dann nicht mehr schlafen kann. Angeblich ist das schon sehr lange so. Wenn sie wach liegt, grübelt sie zwar nicht, aber sie träumt oft – vielleicht sogar jede Nacht – von der Schule. Die Eltern erkundigen sich in der Schule. Lieve – der Name passt zu ihr – ist offenbar ein liebes Mädchen. Vor zwei Monaten hat die Lehrkraft sie in eine Gruppe von Rabauken gesetzt, weil sie einen so beruhigenden Einfluss ausübt. Die Eltern fragen noch einmal bei Lieve nach. Nun rückt sie damit heraus, dass die Kinder, zu denen man sie gesetzt hat, böse Dinge tun. Sie will nicht sagen, um welche Kinder es geht.

Einschlafprobleme bei Jugendlichen

Der vierzehnjährige Jonathan war als kleiner Junge fröhlich, kreativ und sportlich. Seit seinem zehnten Geburtstag besitzt er ein Smartphone, vor allem, um erreichbar zu sein. So war das bei seinen Freunden auch. Vor sechs Wochen hatte Jonathan Geburtstag. Seine Eltern fanden, dies sei der richtige Moment, ihm eine Kreditkarte für das Konto zu geben, das sie bei seiner Geburt angelegt hatten. Jonathan hat keinen festen Freundeskreis, ist aber beliebt bei seinen Klassenkameraden. Einen von ihnen, Daniel, kennt er schon seit dem Kindergarten. Und mit dessen Mutter hatte seine Mutter sich im Schwangerschaftsyoga angefreundet. Diese erzählt, in der Klasse der beiden Jungs gäbe es unabhängig von der Klassen-WhatsApp- noch eine weitere WhatsApp-Gruppe. Was hielt Jonathans Mutter davon? Sollte man die Nachrichten kontrollieren?

In den letzten Wochen ist Jonathan noch bis spät in seinem Zimmer zugange, oft noch, wenn seine Eltern schon schlafen gehen.

Morgens kommt er schlecht gelaunt aus dem Bett, zu spät, um noch zu frühstücken. Am Wochenende steht er nach zwölf Uhr auf. »So war ich auch«, sagt sein Vater, »typisch Teenager.« Doch seine Mutter macht sich Sorgen.

Durchschlafprobleme bei Jugendlichen

Vivian ist 16 Jahre alt. Sie spielt schon seit zwölf Jahren Hockey, und zwar auf hohem Niveau. Sie trainiert dreimal die Woche. Zum Glück hat sie ein helles Köpfchen: In der Schule braucht sie sogar für gute Noten nicht viel zu tun. Vor dem Schlafengehen läuft sie oft noch eine Runde mit dem Hund, manchmal gemeinsam mit dem Vater, manchmal allein. Sie fällt wie ein Stein in den Schlaf. Einschlafen war nie ein Problem. Aber phasenweise wacht sie gegen 2 oder 3 Uhr nachts auf, manchmal auch um 4 oder 5 Uhr. Dann kann alles Mögliche los sein. Manchmal hat sie furchtbaren Hunger. Dann greift sie sich etwas aus dem Kühlschrank. Manchmal hat sie Krämpfe in den Waden, manchmal bohrende Schmerzen im Unterleib. Manchmal wacht sie schweißgebadet aus einem schlechten Traum auf, in dem ihr Team durch ihre Schuld zu spät zum Wettkampf kam. Manchmal aber ist sie eiskalt, wenn sie aufwacht. Sie hat offenbar die Decke abgeworfen. Sie selbst weiß nichts mehr davon. Vivian vertraut der Mutter ihre Sorgen an. Die überlegt, dass es mit dem Menstruationszyklus zusammenhängen könnte. Sie beschließen, dass Vivian genau Buch darüber führt, wie ihre Nächte sind. Vielleicht kommen sie dann dahinter, womit das Ganze zusammenhängt. Die Mutter denkt: So etwas hatte ich als Mädchen nie, soll ich mit dem Arzt sprechen? Hinter Vivians Rücken? Lieber nicht, das verzeiht sie mir nie. Aber ich bekomme sie bestimmt nicht mit zum Arzt …

1.2 Schlafphasen – Entwicklungsphasen

In diesem Kapitel geht es um die verschiedenen Phasen des Schlafs. Zusammen nennt man sie auch die »Architektur des Schlafs«. Jeder Mensch hat seine eigene, für ihn charakteristische Architektur des Schlafs. Dieser Aufbau ist nicht gleich von Geburt an vorhanden, sondern entwickelt sich in Etappen. Ein Kleinkind schläft nicht nur länger als ein Vorschulkind, sondern auch ganz anders.

Aus eigener Erfahrung wissen wir, dass der Schlaf nicht gleichmäßig vom Einschlafen bis zum Aufwachen verläuft. In einigen Phasen kann man uns kaum wach bekommen. Wenn wir dann geweckt werden, sei es durchs Telefon, den Wecker oder durch ein weinendes Kind, kommen wir von »ganz weit her«. So nennen wir es: von weit her kommen. Wo ist eigentlich das, woher wir dann kommen? In einer anderen Phase sind wir am Dösen. Wenn uns dann jemand anredet, können wir sofort antworten. Auch das wird in diesem Kapitel angesprochen.

Im zweiten Teil dieses Kapitels geht es um den Nutzen des Schlafs. Der Schlaf ist eine wichtige Erscheinung, das ist jedem klar. Doch warum ist das so? Wo liegt der Nutzen des Schlafs?

Der dritte Teil dieses Kapitels ist den Entwicklungsphasen gewidmet, die jedes Kind durchmacht, wenn es vom Säugling bis zum Kleinkind, Vorschulkind, Schulkind, Jugendlichen bis zum Erwachsenen heranwächst. Es ist naheliegend, dass die Entwicklungsphasen des Schlafs mit den Entwicklungsphasen des Kindes zusammenhängen. Das werden wir jetzt untersuchen.

Schlafphasen

Auf drei Arten kann man auf die Phasen im Schlaf schauen:
- vom Gesichtspunkt der Tiefe des Schlafs;
- vom Gesichtspunkt der Dauer des Zyklus;
- vom Gesichtspunkt: Traumschlaf oder nicht.

Die Schlaftiefe

Auf dem Weg in den Schlaf kommt nach dem Völlig-wach-und-präsent-Sein erst die Phase des Entspannt-Wachseins. Das geht in Dösen über. Dann kommen die Phasen des leichten Schlafs (Schlafphase 1), der halb tiefe Schlaf (Schlafphase 2 und 3) und der tiefe Schlaf (Schlafphase 4) *siehe Abb. 1.*

Schon beim Dösen ist das Bewusstsein ganz anders als während des hellen Wachbewusstseins. Die Selbstreflexion nimmt ab, die Reaktionsgeschwindigkeit verringert sich, das Erinnerungsvermögen verschwindet. Im Wohnzimmersessel ist das ein angenehmes Gefühl. Am Lenkrad kann es jedoch zu unangenehmen und gefährlichen Situationen führen.

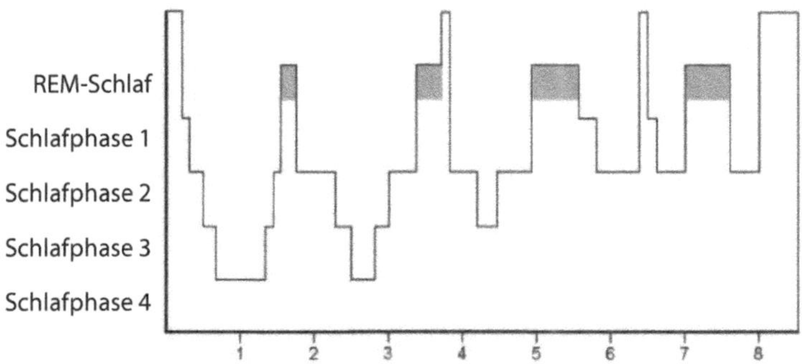

Abb. 1 Grafische Wiedergabe der Schlafphasen während der Nacht.
Quelle: https://equilli.com/pe/

Im leichten Schlaf verschwindet das Bewusstsein von der Umgebung und von uns selbst vollkommen. Traumartige, chaotische Bilder ziehen vorbei. An die erinnern wir uns nicht, es sei denn, dass wir aus diesem Zustand geweckt werden.

Im halb tiefen und tiefen Schlaf ist das Tagesbewusstsein noch weiter entfernt. Es ist schwerer, jemanden aus dieser Phase wach zu

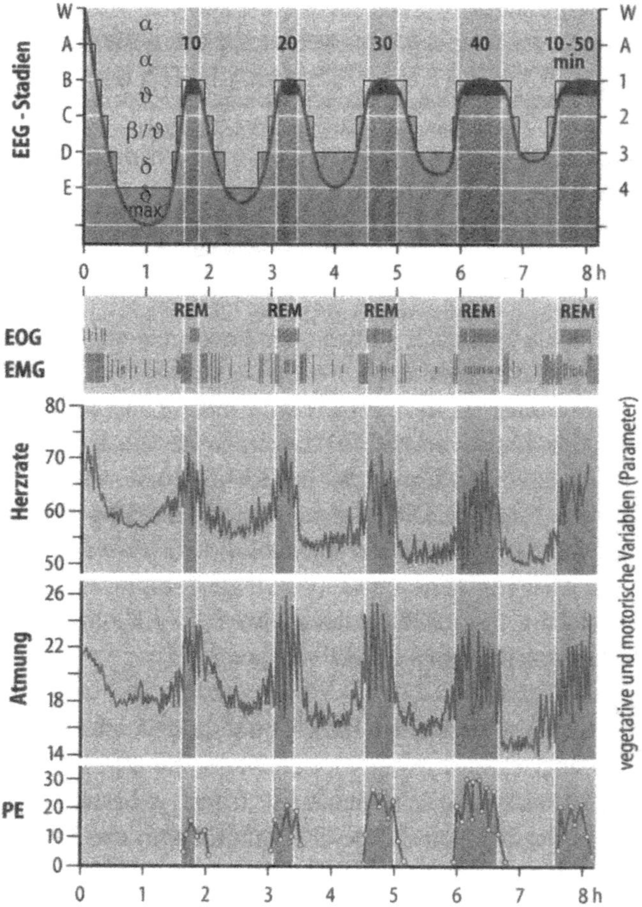

Abb. 2 Oben die Schlaftiefe, wie in Abb. 1. Darunter die Registrierung von Augenbewegungen und Muskelbewegung, die Herzfrequenz, die Atemfrequenz und die Erektion des Penis/der Klitoris. Quelle: *Tycho de Brahe Jahrbuch* 2016.

bekommen. Sie wird als Weckschwelle bezeichnet. Übrigens hängt es sehr davon ab, wie dies Wecken geschieht. Wenn wir bei unserem Namen gerufen werden, können wir sogar aus tiefem Schlaf mühelos wach werden. Dasselbe gilt für eine Mutter, die beim ersten Mucks ihres Kindes aufwacht. Oder für den Arzt, der Dienst hat und vom ersten Klingelton seines Telefons aufschreckt. Offensichtlich kann ein Mensch dem Wecksignal zuvorkommen.

Das ist ein eigenartiges Phänomen. Jemand ist außer Bewusstsein, aber »irgendwo« gibt es ein Bewusstsein, das auf emotionale Reize anders reagiert als auf emotional neutrale Reize. Aus diesem »Irgendwo-Bewusstsein« können Kinder und Erwachsene automatisch wirkendes Verhalten zeigen, ohne dass sie sich im Augenblick selbst dessen bewusst sind und ohne sich später daran zu erinnern. So können wir »Ja« antworten, wenn unser Name genannt wird. Eine Mutter kann ihr Kind stillen, sich am nächsten Morgen aber nicht daran erinnern. Auch Schlafwandeln ist ein Beispiel für automatisches Handeln, an das der Schlafwandler sich am nächsten Tag nicht erinnert. Der Schlafwandler hat seine Augen geöffnet, reagiert aber nicht auf Ansprache. Dasselbe gilt für Pavor Nocturnus bei Kindern zwischen drei und acht Jahren. Ohne Anlass und nicht aus einem Traum richtet sich ein Kind mit »Nachtangst« auf und stößt einen furchterregenden Schrei aus. Der Erwachsene, der das miterlebt, empfindet Angst und Panik. Doch das Kind weiß am nächsten Morgen nichts mehr davon und hat wunderbar geschlafen. Diese und andere Parasomnien beschreiben wir in Kapitel 3.1.

Die Dauer des Zyklus

Die Phase vom abendlichen Einschlafen bis zum Aufwachen morgens ist in vier bis fünf Zyklen von etwa 90 Minuten aufgeteilt.* Dadurch bekommt die Kurve der Schlaftiefe (Abb. 2) ein rhythmisches Muster. Nicht nur Schlafen und Wachen wechseln sich im Laufe von 24 Stunden rhythmisch ab, sondern auch innerhalb des Schlafs gibt es einen Rhythmus.

* Ein Säugling hat in den ersten drei Monaten noch keinen deutlichen Zyklus. Im Laufe der Monate entsteht ein Zyklus von anfangs etwa einer Stunde. Ab einem Alter von 3–4 Jahren ist die Zyklusdauer 90 Minuten.

Mehrmals pro Nacht erreichen wir das Stadium des leichten Schlafs. Dann drehen wir uns um und schlafen weiter, oder wir liegen eine Zeit lang in einem Stadium des glücklich »entspannten Wachseins«, oder wir geraten sofort in das Stadium des hellen Wachbewusstseins und grübeln darüber, was wir anders hätten tun sollen oder was wir noch alles tun müssen. Im Laufe der Nacht erreichen wir nur ein- oder zweimal das Stadium des tiefen, traumlosen Schlafs. Der Anteil des Traumschlafs nimmt dagegen im Laufe der Nacht zu. Währenddessen wird die Zyklusdauer von etwa anderthalb Stunden beibehalten. Das ist offenkundig ein dominanter Rhythmus, den wir auch tagsüber im Wachzustand erkennen. Unsere Aufmerksamkeit, aber auch verschiedene biologische Funktionen wie Blutdruck, Puls und Ausscheidung von Urin halten einen 90-Minuten-Rhythmus ein.

Traumschlaf und Nichttraum-Schlaf

Flüchtige Traumbilder können – außer in Phase 4, dem tiefen, traumlosen Schlaf – in allen Schlafphasen auftreten. Ein paarmal in der Nacht, und zwar immer nach einer Phase tiefen Schlafs, tritt eine besondere Situation auf. Weil die Träume in diesen Phasen außergewöhnlich lebendig und »bedeutungsvoll«, oft sehr subjektiv und vielseitig sind, werden diese Phasen die Traumphasen genannt.

1953 wurde entdeckt, dass Menschen in dieser Phase schnelle Augenbewegungen machen, im Englischen *Rapid Eye Movements*. Daher heißt diese Traumphase des Schlafs der REM-Schlaf. Diese Phasen sind so außergewöhnlich und so wichtig für einen guten, gesunden Schlaf, dass die übrigen Schlafphasen zusammenfassend Non-REM-Schlaf genannt werden.

Träume in diesen Phasen haben am Anfang der Nacht oft eine Beziehung zum vorigen Tag, während Träume am Ende der Nacht mehr auf den nächsten Tag oder die nächsten Tage gerichtet sind.

Der REM-Schlaf-Phase kommt aus mehreren Gründen eine ganz besondere Bedeutung zu. Nicht nur die Augen bewegen sich, sondern auch die Finger, die Zehen, der Mund und die kleinen

Muskeln in der Trommelfellhöhle. Dagegen sind die Muskeln des Nackens und des Rumpfs sowie der Gliedmaßen ausgeschaltet. Im REM-Schlaf liegt der Mensch gleichsam gelähmt im Bett. Es gibt auch eine Reihe von Reaktionen im vaso-vegetativen Gebiet. Der Herzschlag erhöht sich, der Blutdruck steigt und die Durchblutung der Geschlechtsorgane nimmt zu.

Gleichzeitig erhöht sich die Schwelle, beispielsweise durch Sinneseindrücke geweckt zu werden. Visuelle und auditive Reize werden blockiert. Die Bereitschaft, Reize zu empfangen und darauf zu reagieren, wird minimalisiert, wogegen es im Bereich des emotionalen Erlebens hoch hergeht. Dabei sind die Traumbilder oft nicht gerade jugendfrei. Wenn wir uns am nächsten Morgen daran erinnern, kann uns das durchaus mal peinlich sein.

Und schließlich gibt es noch ein auffälliges EEG-Bild während des REM-Schlafs. Im Gehirn spielen sich elektrische Erscheinungen ab, die anzeigen, dass Nervenzellen unter Umständen »reizbar« sein können. Das bedeutet, dass ein elektrisches Signal über den Nerv verlaufen kann. Auf der Haut des Schädels können diese kleinen Ströme gemessen und in einem Elektroenzephalogramm wiedergegeben werden. Es folgen drei Beispiele eines EEG-Bildes:

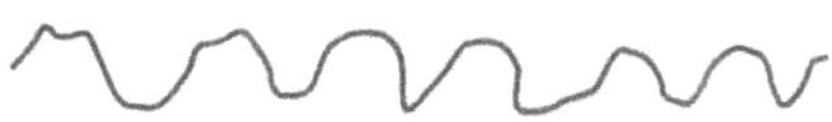

Wichtig ist dabei, dass Entspannung zu mehr Synchronisation mit langsamerem Rhythmus und einer relativ hohen elektrischen Spannung führt. Das Maximum wird im Tiefschlaf erreicht. Das obere Beispiel ist Abb. 3 entnommen.

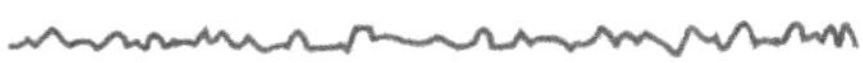

Dagegen führt Wachheit zu schnellen Rhythmen mit niedriger elektrischer Spannung. Während des Wachseins gibt es wenig Synchronizität im Gehirn, im Tiefschlaf dagegen viel.

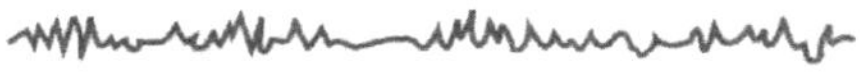

In der REM-Phase tritt die außergewöhnliche Situation ein, dass ein Mensch kaum zu wecken und wie gelähmt ist, während sein EEG das Bild erhöhter Wachsamkeit aufweist.

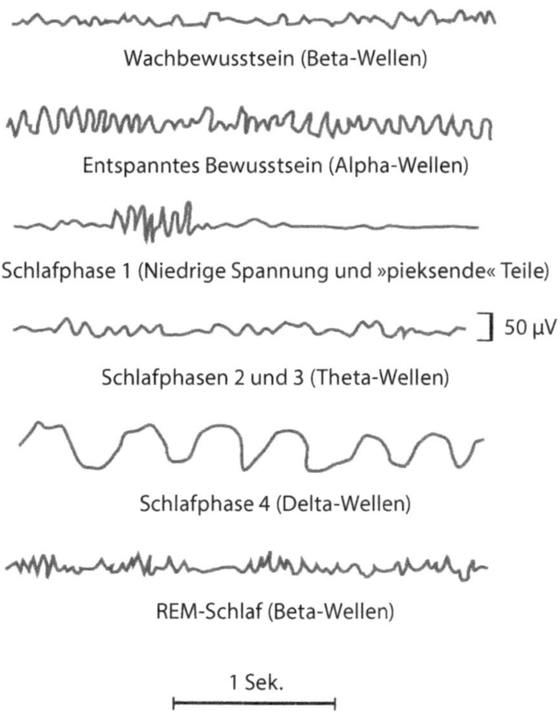

Abb. 3 EEG-Bild in den verschiedenen Schlafstadien. Ein waches Bewusstsein geht zusammen mit einer hohen Frequenz.
Quelle: Gayton & Hall, *Textbook of Medical Physiology*

1.3 Die Bedeutung des Schlafs für die Gesundheit

Wofür brauchen wir den Schlaf?

Um diese Frage zu beantworten und zugleich auch die, was wir entbehren würden, wenn wir nicht schliefen, müssen wir einen Unterschied zwischen dem Non-REM-Schlaf und dem REM-Schlaf machen. Die beiden haben nämlich eine sehr unterschiedliche Aufgabe.

Die Bedeutung des Non-REM-Schlafs für die Gesundheit

Wer nicht genug schläft, funktioniert weniger gut. Das kennt wahrscheinlich jeder aus eigener Wahrnehmung und Erfahrung. Es fängt damit an, dass unsere Aufmerksamkeit und unser Reaktionsvermögen abnehmen. Sehr schnell beteiligt sich auch das Immunsystem: Wir werden anfälliger für Erkältungen und andere Infektionen. Auch unsere Stimmung leidet darunter. Wenn wir müde sind, werden wir reizbarer, lustlos, empfindlich, weniger belastbar. Bei schwerwiegendem Schlafmangel oder bei Schlafentzug verlieren wir unseren gesunden Menschenverstand: Uns unterlaufen Einschätzungsfehler und wir treffen falsche Entscheidungen. Im nächsten Stadium kommt es zu Wahnvorstellungen und Halluzinationen: Anzeichen einer Psychose.

Offenkundig ist ausreichender Schlaf notwendig, damit Körper, Seele und Geist gesund sind.

Und das will was heißen! Wir können uns fragen, wie das zu schaffen ist. Die Antwort ist einfach: durch Rhythmus. Alle körperlichen Prozesse, die tagsüber in Unordnung geraten, werden im Schlaf rhythmisiert, synchronisiert und geordnet. Rhythmus ist die Grundlage der Gesundheit. Tagsüber erwerben wir als Mensch ein hohes Maß an Autonomie und Freiheit von der natürlichen Ordnung, wie die Natur sie uns vormacht.

Im Jahreslauf, den Jahreszeiten, im Rhythmus der aufgehenden Sonne, der Planeten und Sterne, macht die Natur uns vor, wie wir gesund leben können. Auch in der menschlichen Natur sind es die Rhythmen, die uns am Leben erhalten und für unsere Gesundheit sorgen. Der Atem und der Herzschlag sind die auffallendsten rhythmischen Prozesse. Doch auch die Rhythmen der Stoffwechselvorgänge und die Rhythmen der Nerven und der Nervenzellen gehören dazu. Alle Rhythmen zusammen können wir das »rhythmische System« nennen. Es ist die Basis unserer Gesundheit. Diesem Thema widmen wir uns in Kapitel 2.1.

Ganz anders sieht es mit unserem Bewusstsein aus. Die Wachheit, Aufmerksamkeit und Geistesgegenwart, das Reaktionsvermögen, unser schöpferischer und künstlerischer Geist – sie alle basieren nicht auf Rhythmus, sondern auf Freiheit. Freiheit gerade im Hinblick auf alles, was die Natur uns zu bieten hat an gesund machenden kleinen und großen Rhythmen. Unserer Anlage nach haben wir als Menschen ein bestimmtes Maß an Freiheit gegenüber dem Zwang der Rhythmen und dem Zwang der Automatismen in der Seele. Das Entwickeln der Freiheit ist ein wahrhaft menschliches Vermögen.

Aus dieser Freiheit heraus sind wir fähig, Abstand zu nehmen, können den Dingen eine andere Wendung geben, eingreifen und gegen die Ordnung der Natur handeln. Dass wir dadurch weltweit ein Umweltproblem verursacht haben, wissen wir allmählich. Dass wir dadurch aber nicht nur die Außenwelt, sondern auch unsere innere Welt Tag für Tag durcheinanderbringen, ist ebenfalls eine Tatsache.

Wenn wir schlafen, ist unsere Freiheit weitgehend eingeschränkt. Denn: Was tun wir nachts? Wir verzichten auf unser Selbstbewusstsein und unser Bewusstsein. Das reflexive, betrachtende Selbstbewusstsein ist als Erstes verschwunden. Es nimmt bereits ab, wenn wir eindösen. Danach gibt es noch die Automatismen wie im Schlaf reden und Schlafwandeln. Noch später sind wir in der Phase des tiefen, traumlosen Schlafs und befreit vom Bewusstsein und Selbstbewusstsein des Tages. Das ist die Phase, in der Ereignisse, Wahrnehmungen, Eindrücke, Gedanken und Emotionen aus dem Kurzzeitgedächtnis ins Langzeitgedächtnis aufgenommen werden. Dann erst gehören sie uns wirklich, weil sie aufgenommen werden in den Strom unseres Lebens, in unsere Biografie, in unsere Lebenserfahrungen. Der Schlaf, vor allem der tiefe Schlaf, ist notwendig für uns, damit sich Ereignisse aus unserem Bewusstsein lösen. Oberflächlich betrachtet, haben wir sie am nächsten Tag vergessen.

Jeder, der von den aufdringlichen Bildern eines traumatischen Erlebnisses geplagt wird, weiß, wie wichtig es ist, sehr viel zu vergessen, denn es sind nicht-vergessene, nicht-verarbeitete Bilder, die ihn quälen. – Bilder, die während des Non-REM-Schlafs in den Lebensstrom aufgenommen wurden, sind gleichsam verdaut, sie sind »vergessen«. Doch sie sind nicht verschwunden. Sie gehören jetzt zu uns, und manchmal können wir sie ins Gedächtnis holen.

Nachts kehren wir in die Natur zurück – so könnte man es nennen, wenn wir uns von unserem Selbstbewusstsein und unserem Bewusstsein lösen und die natürlichen Rhythmen, wie die unseres Atmens und des Herzschlags, ungestört tätig sein lassen: um zu regenerieren, zu vitalisieren und Gesundheit zu schaffen.

Die Bedeutung des REM-Schlafs für die Gesundheit

Vier- bis fünfmal pro Nacht kann der REM-Schlaf nach der Phase des Tiefschlafs (niemals in anderer Reihenfolge) die Schlafarchitektur »stören«. Wofür brauchen wir diese Phasen, wenn doch »Zurück zur Natur« durch den Tiefschlaf genügt? Nach einer Phase der Schlafenthaltung wird zuerst der Tiefschlaf nachgeholt, nicht der REM-Schlaf. Soweit bekannt, hat Enthaltung von REM-Schlaf keine ernsten negativen Folgen. Doch das ist schwer zu untersuchen, denn jedem REM-Schlaf geht ein Tiefschlaf voraus. Dadurch lässt sich selektive Enthaltung von REM-Schlaf schwer herbeiführen (und untersuchen).*

Der REM-Schlaf scheint notwendig für das Integrieren und Verarbeiten von Erlebnissen zu sein. Es handelt sich dabei um eine Art Reinigung der Gedächtniskapazität. Wir haben dazu folgende Äußerung gehört: »Tiefschlaf brauchen wir für die körperliche Gesundheit, REM-Schlaf für die geistige Gesundheit«.** Doch ist das nicht einfach zu erforschen.

Wir wollen die Phänomene, die sich während des REM-Schlafs abspielen, noch einmal genau untersuchen. Zuerst vor allem die Traumphase. Nicht nur flüchtige, vorbeiziehende Traumbilder, sondern Bilder, die mit ihrer starken, emotionalen Aussagekraft auf uns wirken. Wir brauchen gar nicht hinzusehen, wir befinden uns in der Szene, wir identifizieren uns damit. Dabei gaukelt der Traum uns eine fantastisch-realistische, illusionäre Welt vor. Erst hinterher, wenn wir wieder wach sind, erleichtert oder enttäuscht, machen wir uns den Scheincharakter klar. Wir befinden uns in einer lebendigen, lebensechten Als-ob-Welt, während wir sensorisch von der sinnlichen Außenwelt abgeschirmt sind und motorisch dort keinerlei Handlungen verrichten können.

* Schlafmittel, Antidepressiva, Antibiotika und Antipsychotika können die Schlafarchitektur grundlegend stören. Dadurch ist auch die gesundende Wirkung des Schlafs gestört. Andererseits ist Schlaflosigkeit der Gesundheit natürlich auch nicht förderlich. Depression und Psychose ebenso wenig. In manchen Fällen kann es also notwendig und nützlich sein, diese Art von Mitteln zu verwenden.

** Unter anderem: https://slaapcentrum.slingeland.nl/kenniscentrum/slaapcentrum

Intermezzo: Das Phänomen Bewusstsein

Man kann drei Arten von Bewusstsein unterscheiden, davon sind die meisten Menschen, auch die Wissenschaftler, überzeugt: das Wachbewusstsein, das Traumbewusstsein und das Schlafbewusstsein. Das Wachbewusstsein kennen wir oder meinen es zu kennen. Wir prüfen den Wahrheitsgehalt unserer Eindrücke, indem wir unsere Sinne hellwach gebrauchen. Und die Sinne trügen nicht, wenn wir sie richtig gebrauchen. Das Traumbewusstsein kennen wir ebenfalls, und zwar aus der Erinnerung an unsere Träume. Im Traum gibt es kein »reality testing«, da existiert eine eigene Traumrealität, die einen aufdringlichen eigenen Traumvergleich hat. Das Schlafbewusstsein kennen wir nicht. Es ist per definitionem für unser »gewöhnliches« Bewusstsein unzugänglich. Dennoch existiert es, und es ist für unser gesundes Weiterleben von größter Bedeutung.

Wenden wir uns wieder dem REM-Schlaf und dessen körperlichen Phänomenen zu: Welche Bereiche werden aktiv? Im EEG zeigt sich ein Kurvenbild, das eher einem Wach-EEG als einem Schlaf-EEG gleicht. Die Kurve ist de-synchronisiert, mit vorwiegend hohen Frequenzen und niedriger Spannung. Die Prozesse in der Innenwelt des Traums rufen offensichtlich eine EEG-Kurve hervor, die nicht an ein »Zurück zur Natur« erinnert, sondern an menschliche Freiheit und Autonomie. Um welche körperlichen Prozesse geht es? Im oberen Pol (s. das unten stehende Intermezzo) um die von Auge, Mund und Mittelohr. Im mittleren Bereich um Atmung, Herzschlag und Blutdruck. Und hinzu kommen die Finger und Zehen, also der Bereich der Feinmotorik. Was haben diese Gebiete miteinander zu tun?

Intermezzo: Die Dreigliederung des Menschen

Im physischen Leib des Menschen erkennen wir Polaritäten: ein unteres Gebiet, ein oberes Gebiet, beide verbunden durch eine Mitte. Wir nennen es den oberen Pol, den unteren Pol und den verbindenden mittleren Bereich.

Der obere Pol wird auch der Nerven-Sinnes-Pol genannt. Er macht uns in unserem Funktionieren zu einem wachen, wahrnehmenden und denkenden Menschen.

Der untere Pol bietet seiner Anlage nach die Möglichkeit zur Bewegung, zur Energie und Vitalität, aber auch zur Reproduktion. Das betrifft die Geschlechtsorgane, aber auch die fortwährende Erneuerung von allem Gewebe im Körper. Wir nennen ihn den Stoffwechsel-Gliedmaßen-Pol. Dadurch können wir als handelnde Menschen funktionieren.

Der mittlere Bereich wird von den rhythmisch aktiven Organen wie Herz und Lunge repräsentiert. Rhythmische Prozesse sind im ganzen Menschen tätig.

Kurz gesagt, ist der obere Pol mit seiner Wachheit verantwortlich für unseren Energiehaushalt und der untere Pol mit seiner Wärme und Vitalität dafür, dass Störungen in unserem Energiehaushalt wieder ins Gleichgewicht kommen.

Die Mitte der Mitte

Um das Charakteristische der beiden Gebiete zu finden, die mit dem REM-Schlaf zusammenhängen, müssen wir »die Mitte der Mitte« aufsuchen. Im oberen Pol unterscheiden wir zwei Bereiche: die Sinneswerkzeuge (unser Wahrnehmen) und das Gehirn (das Denken). Dazwischen liegt der Bereich der Sprache. Das Kind lernt denken, indem es spricht. Es sagt, was es sieht, hört, schmeckt usw. Dadurch entwickelt sich eine innere Sprache, Vorläufer des Denkens. Die Augen, Ohren und Sprachorgane sind aktiv während des REM-Schlafs. Sie werden bewegt, und zwar ohne Intention wie im Wachzustand des Menschen. Man könnte es so ausdrücken: Der Traum bewegt die Organe der Wahrnehmung und Kommunikation.

Den mittleren Bereich, das rhythmische Gebiet zwischen Herz und Lunge, zwischen Blutkreislauf und Atmung, können wir nicht so leicht bestimmen. Was spielt sich zwischen Herz und Lunge ab? Durch unser Rhythmisches System sind wir ein auf der Erde lebender Mensch, wir sind ein Mensch dank unserer Mitte. Damit identifizieren wir uns. Wir legen die Hand aufs Herz und zeigen damit, dass wir wirklich etwas so meinen. Wenn wir uns ein Herz fassen, zeigen wir unser besseres Selbst. Wir können vielleicht den imaginären Raum zwischen Herz und Lunge als Mitte der Mitte bezeichnen, die Stelle, wo wir wirklich bei unserem Selbst oder bei uns selbst sind. Ist das vielleicht der Ursprung unserer Träume?

Im unteren Pol haben wir es mit zwei großen Systemen zu tun: Stoffwechsel und Gliedmaßen. Die Beine sind mehr mit dem Stoffwechsel verwandt, sie sind am meisten »Gliedmaßen«. Die Arme sind mehr mit dem Mittelbereich verwandt. Sie dienen dem Gefühl. Im Stoffwechsel wird die Außenwelt verinnerlicht, durch unsere Gliedmaßen geben wir der Außenwelt zu verstehen, was wir wollen. Zwischen den mehr nach außen und den mehr nach innen gerichteten Organen liegen die Fortpflanzungsorgane, bei der Frau mehr nach innen, beim Mann mehr nach außen. Von der Geschlechtsreife an ist ein junger Mensch so weit in seiner Entwicklung, bzw. so weit »auf die Erde« gekommen, dass er Nachkommen zeugen kann. Vor der Geschlechtsreife, aber auch während des ganzen Lebens sind die Geschlechtsorgane aber noch mehr als das. Hier ist der »Ursprung des Lebens« zu finden. Wir können es eine lebendige Quelle nennen. Energie, Kraft, Lebensmut, Pläne, Schöpferkraft, lebende Bilder strömen daraus. Ist es diese Quelle, aus der unser Traum seine Bilder schafft?

Zum Schluss geht es noch um unsere Finger und Zehen. Was haben die zu tun mit der Mitte der Mitte? Vielleicht hilft folgende Überlegung: Die Feinmotorik gehört einer ganz anderen Größenordnung an als die Motorik der großen Gliedmaßen. Die Feinmotorik ist darauf gerichtet, kulturschaffend tätig zu sein. Das spielt eine Rolle bei Gebärden und Gebärdensprache, beim Schreiben, Zeichnen, Malen, dem Essen mit Messer und Gabel usw. Eine geübte Feinmotorik ist die Voraussetzung für flexibles, angemessenes, würdiges, geschicktes Denken. Der Inhalt des Denkens ist verinnerlichte Sprache, die »Motorik« des Denkens ist die verinnerlichte Feinmotorik.

»Warum brauchen wir den REM-Schlaf?« – war die Frage am Anfang dieses Abschnitts. Vielleicht eine vorsichtige Antwort: Bis zu vier, fünf Mal in der Nacht wird der Kern unseres Menschseins aufgerüttelt. Dem kreativen, authentischen Menschen mit schier unbegrenzten Möglichkeiten wird Raum gegeben. Das bedeutet: ungehindert von Grenzen, die uns das irdische Leben tagsüber setzt. Das heißt: nicht vom »reality testing« der Sinneswelt und auch nicht begrenzt von den moralischen Konsequenzen unserer Taten. Der Traum spielt nicht auf der Erde, er ist ein eigenes Reich. Doch ist dieses Reich uns nicht fremd. Es hat »irgendwie« etwas mit dem Kern unseres Menschseins zu tun. Wir kommen in Kapitel 1.6 über die Reise durch die Nacht und in Kapitel 2.5 über die religiöse Erziehung noch darauf zurück.

Bisher ging es um die Schlafphasen und darum, weshalb das Schlafen so notwendig und nützlich ist. Im Folgenden geht es um die Entwicklung der Schlafphasen im Laufe der Kindheit.

1.4 Entwicklung der Schlafphasen

Während das Kind zum Erwachsenen heranwächst, macht auch die Architektur des Schlafs eine Entwicklung durch. Als Säugling schläft ein Mensch innerhalb von 24 Stunden mehr als im späteren Leben. Auch die Verteilung zwischen Non-REM-Schlaf und REM-Schlaf unterliegt einer Veränderung.

In der folgenden Grafik wird sichtbar, dass die Verschiebungen der Schlafdauer und die Änderung der Schlafphasen nicht sukzessive vor sich gehen. Die Sprünge hängen mit den Entwicklungsphasen eines Kindes zusammen. Zum besseren Verständnis beschreiben wir hier zunächst kurz die Entwicklungsphasen und stellen danach die Verbindung zwischen der Entwicklung und den Schlafphasen dar.

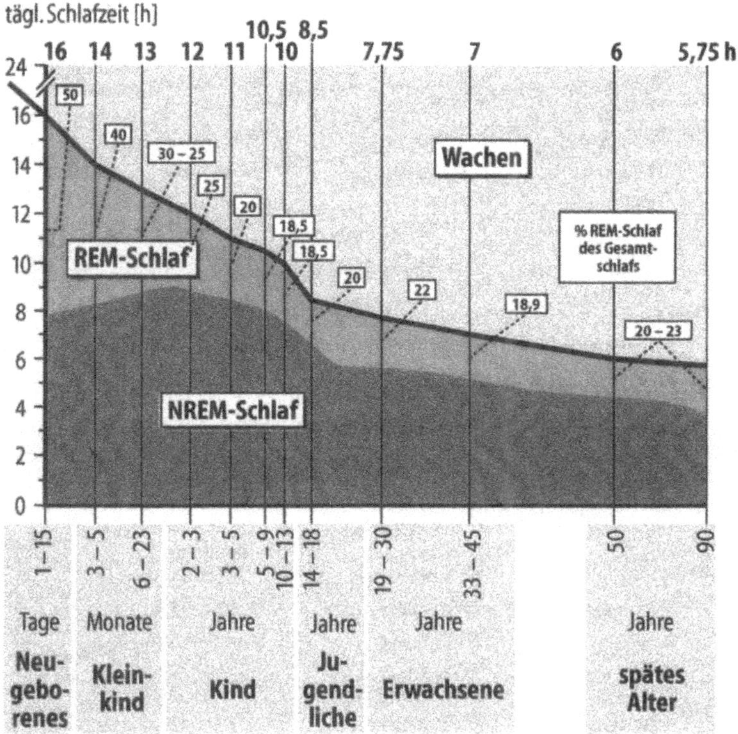

Abb. 4 Die Entwicklung der gesamten Schlafdauer, darin der Anteil des REM-Schlafs im Lauf des Lebens. Quelle: *Tycho de Brahe Jahrbuch* 2010.

Die Entwicklungsphasen lassen sich gut in Phasen von jeweils sieben Jahren einteilen. Im anthroposophischen Sprachgebrauch lässt sich das folgendermaßen ausdrücken: Nach der Geburt des physischen Leibes folgt mit 7 Jahren die Geburt des Lebensleibs (Ätherleib), mit 14 Jahren die Geburt des Seelenleibs (Astralleib) und mit 21 Jahren die Geburt der Ich-Organisation. Lediglich die physische Geburt verläuft in kurzer Zeit, meistens in wenigen Stunden oder Tagen. Die anderen Geburten verlaufen in einem längeren Zeitraum, eher in Monaten.

1.5 Entwicklungsphasen

Um die Entwicklung der Schlafphasen und der Schlafmuster zu verstehen, folgt zunächst eine kurze allgemeine Darstellung zur Entwicklung des Kindes. Diese Entwicklung ist kein allmählicher Prozess, sondern verläuft in Sprüngen. Ein Kind beginnt also nicht »dumm« und »ungeschickt« und wird nach und nach immer klüger und geschickter. Alle Entwicklungen haben ihre eigene »empfindliche Phase«. Ein bekanntes Beispiel ist die Sprachentwicklung. Ein Kind lernt seine Muttersprache am mühelosesten im zweiten Lebensjahr. Danach ist es nicht unmöglich, aber schwieriger. Das gilt auch für die Fertigkeiten, die ein Kind lernen muss.

Geburten nach außen

Bei seiner Geburt besitzt ein Kind natürlich noch nicht all das, was es später entwickeln wird. Ein Großteil dessen, was es später können, und auch, wer es einst sein wird, liegt noch im Verborgenen. Der Anlage nach, sozusagen im Keim, ist es aber vorhanden. Eltern und Erzieher haben die Aufgabe, es zu hüten und zu beschützen, sodass das Kind sich in Ruhe entfalten kann. So werden die Fähigkeiten, zu einem Mitmenschen zu werden (Lebensleib), die Fähigkeit, sich fortzupflanzen (Seelenleib), und die Fähigkeit, Regie über sich selbst zu führen (Ich-Organisation), nacheinander um das 7., 14. und 21. Jahr geboren. Der Begriff *physische Geburt* ist hier hilfreich. Denn das Kind war – auch physisch – bereits vorhanden, bevor es geboren wurde. Doch es lag umhüllt von Wachstumskräften in der Gebärmutter seiner Mutter. – Und so sind auch die Fähigkeiten bereits im Menschen vorhanden, die später »geboren« werden. Sie kommen um das 7., 14. und 21. Jahr zum Vorschein.

Geburten nach innen

Erste Geburt nach innen

Auch auf einem anderen Gebiet ist der Vergleich mit der physischen Geburt hilfreich. Der Beginn der Existenz des physischen Körpers ist ziemlich exakt anzugeben: Er liegt 8 bis 9 Monate vor der physischen Geburt. Diesen »Anfang« können wir auch eine Geburt nennen, nicht nach außen, sondern nach innen. Genauso können wir auch die drei anderen »Geburten nach innen« beschreiben.

Zweite Geburt nach innen

Die zweite Geburt nach innen, die des Lebensleibs, fällt mit der physischen Geburt nach außen zusammen. Bei der physischen Geburt eines Kindes werden sein Vater und seine Mutter auf einmal Eltern und Erzieher. Und etwa 9 Monate, nachdem das Kind auf die Erde kommt, also beginnt, physisch zu existieren, wird es Mitmensch durch die zweite Geburt nach innen, exakt zum Zeitpunkt der physischen Geburt. Es wird von da an seinen Verstand und sein Gedächtnis gebrauchen, um zur Kultur der Menschengemeinschaft zu gehören, in die es hineingewachsen ist.

Dritte Geburt nach innen

Mit zweieinhalb bis drei Jahren können die meisten Kinder ihre Muttersprache so gebrauchen, dass sie »Ich« und »Nein« sagen können. Sie können deutlich machen, was sie fühlen. Diesen Augenblick können wir als dritte Geburt nach innen verstehen, die Geburt des Seelenleibs. Die völlige Hingabe des Säuglings und Kleinkinds kehrt sich nun manchmal in Eigensinn um. Es kündigt sich etwas Eigenes an, das nach etwa neun Jahren Vorbereitung in der Pubertät und der Adoleszenz richtig zum Vorschein kommt.

Vierte Geburt nach innen

In der Mitte der Kindheit, rund um das 8. und 9. Lebensjahr, gibt es wieder einen wichtigen Zeitpunkt: Es ist der Geburtstermin der

Ich-Organisation. Für manche Kinder und deren Eltern ist es ein Einschnitt, bei anderen ein allmählicher Vorgang. Doch die Veränderung ist offensichtlich. Plötzlich oder nach und nach kommt das Kind zur Erkenntnis: »Ich bin ein Ich.« Das Kind macht sich mehr oder weniger klar, dass es einem eigenen Leben entgegengeht, unabhängig von seinen Eltern und anderen Menschen. Dazu kommt ein Gefühl der Einsamkeit, abgetrennt zu sein, doch auch Selbstsicherheit und Stolz. Das Erwachsensein, das mit 21 Jahren nach außen geboren wird, keimt um das 9.–10. Jahr in der Innenwelt des Kindes.

Auf einer Zeittafel sieht es so aus:

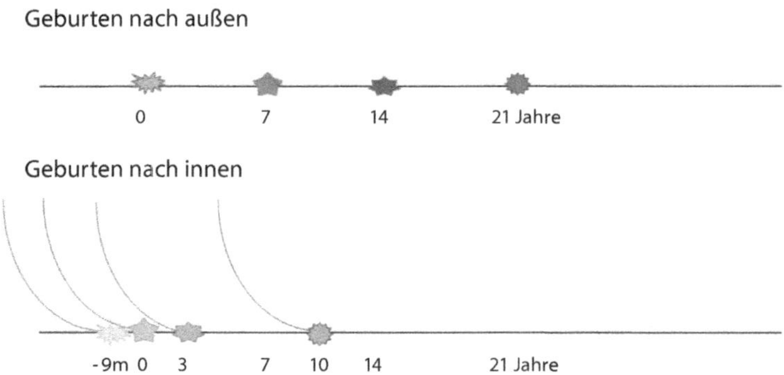

Abb. 5 Geburten – nach außen und nach innen – auf einer Zeittafel. Geburten des physischen Leibs, des Lebensleibs, des Seelenleibs und des Ich.

Beim Vergleich dieser Zeittafel mit der Kurve der Schlafdauer und dem Anteil des REM-Schlafs (Abb. 4) fällt auf, dass in drei Phasen die größten Veränderungen stattfinden:

- um die Geburt;
- um das dritte Jahr;
- um den Beginn der Pubertät.

Ein Neugeborenes schläft noch den größten Teil der 24 Stunden des Tages, und etwa die Hälfte der Schlafzeit ist REM-Schlaf. Wir können uns fragen: »Wovon träumt es?« Dieser unschuldige Säugling hat doch kaum Erfahrungen zu verarbeiten, er hat doch noch kein heftiges emotionales Leben?! Dennoch müssen wir feststellen, dass das Kind sich in sein Leben auf der Erde hineinträumt. Bekommt es vielleicht Bilder seiner Eltern, von anderen Menschen, mit denen es in seinem Leben zu tun haben wird, von Aufgaben, vor die es gestellt sein wird? Wir wissen es nicht. Doch auf jeden Fall wird die Mitte der Mitte (s. S. 34) in den ersten Lebensmonaten aktiviert. Das ist der Teil seines Organismus, von dem er als selbstbewusster Mensch später abhängig sein wird.

Während ein Kleinkind noch vier von den 24 Stunden einen Traumschlaf durchmacht, sinkt dieser Anteil um das 3. Jahr herum auf etwa die Hälfte herunter: auf gut zwei Stunden. In dem Augenblick also, da sich das Bewusstsein (das Denken, Fühlen und Wollen) nach innen wendet, nimmt die Schlafdauer, aber vor allem die Schlafdauer des REM-Schlafs leicht ab. Kann das Kind von diesem Alter an vielleicht schon tagsüber, im Wachen, das eine oder andere verarbeiten und richtig einordnen? Ist das zunehmende Bewusstsein und Selbstbewusstsein die Ursache dafür, dass der Traumschlaf kürzer wird?

Mit dem Ende der eigentlichen Kindheit und dem Beginn der Pubertät sinkt die Schlafdauer ziemlich plötzlich von gut zehn Stunden auf gut acht Stunden. Der Anteil des REM-Schlafs verändert sich nicht so deutlich, er bleibt bei rund 20 Prozent. Bei dieser Veränderung geht es also um den tiefen, regenerierenden Schlaf. Wenn alles gut verläuft, treten junge Menschen zu Beginn der Pubertät in eine Lebensphase mit genug Energie und Kraft zur Regeneration.

Ebenso bemerkenswert wie die drei oben beschriebenen Veränderungen ist die Abwesenheit eines »Sprungs« oder einer Veränderung rund um das 10. und rund um das 21. Jahr. Diese beiden Veränderungen, die der Selbst-Steuerung und die des Erwachsenseins, treffen wir in den Schlafphasen nicht an. Vielleicht können wir daraus schließen, dass diese Ebene, die Ich-Ebene, für die Architektur des Schlafs nicht bestimmend ist. Das würde bedeuten, dass wir bei Schlafstörungen oder -schwierigkeiten vor allem auf die Schichten »darunter«, auf das Traumbewusstsein und das Schlafbewusstsein schauen müssen.

Reifung

Während der Phase der Entwicklungsschritte des Kindes in den ersten sieben Jahren findet noch weiteres Wachstum statt: die Reifung des physischen Körpers. Nicht nur das Sichtbare – das Längenwachstum und die Gewichtszunahme –, sondern auch die Reifung der Organe und des Gehirns.

Diese Wachstumsprozesse werden von körpereigenen Stoffen angeregt, die entweder eine stimulierende oder eine hemmende Wirkung haben können. Oft sind dies hormonartige Stoffe. Sie werden vom Körper selbst produziert und regen Prozesse im Körper an.

Die Zusammenarbeit dieser oft entgegengesetzt agierenden Stoffe vollzieht sich in einem Rhythmus, in dem sie abwechselnd in aktiver und in hemmender Funktion tätig werden.

So sind beispielsweise innerhalb der Schlafregulierung zwei einander entgegengesetzte Körperstoffe aktiv: Melatonin und Cortisol.

Melatonin wird von der Zirbeldrüse produziert, die sich in unserem Gehirn befindet. Es wird am Abend freigesetzt und sorgt dafür, dass wir einschlafen. Cortisol, ein Stresshormon, das in den Nebennieren produziert wird, sorgt dafür, dass wir am Morgen aufwachen.

Die Menge der beiden Hormone im Blut schwankt während der 24 Stunden des Tages (s. Abb. 6).

Wenn wir aufwachen, ist unser Melatonin-Spiegel am niedrigsten und unser Cortisol-Spiegel am höchsten. Im Laufe des Tages senkt sich der Cortisol-Spiegel, und mit sinkendem Tageslicht steigt der Melatonin-Spiegel wieder. Wenn wir einschlafen, ist er auf seinem Höchststand und der Cortisol-Spiegel auf dem Tiefststand. Bei der Steuerung dieses Prozesses ist das Tageslicht der entscheidende Faktor. Es hemmt tagsüber die Zufuhr von Melatonin.

Parallel dazu verläuft ein Prozess, der unser Schlafbedürfnis reguliert. Wenn wir wach sind, bauen wir »Schlafschuld« auf. Das bedeutet, dass unser Schlafbedürfnis zunimmt, je länger wir wach sind. Wenn wir nach dem Schlafen aufwachen, hat sich unser Schlafbedürfnis ausreichend gesenkt. Mit dem Wachsein bauen wir wieder Schlafschuld auf, und wir werden wieder schläfrig, wenn der Schlafschuld Genüge getan werden muss.

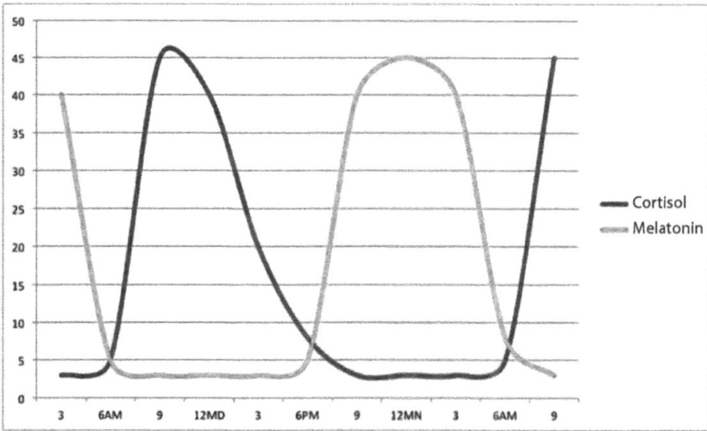

Abb. 6 Der Cortisol-Spiegel (schwarz) und der Melatonin-Spiegel (grau) im Blut im Laufe von 24 Stunden. Quelle: ahealthylif.nl

Innerhalb dieses Rhythmus läuft noch ein schneller, kurzer und weniger tiefer »Schlafrhythmus«, der für leichtere Schwankungen in unserem Tagesbewusstsein sorgt. Alle 1–1,5 Stunden gibt es eine kurze Zeit, in der wir weniger wach oder aufmerksam sind. Und nach dem Mittagessen nimmt – durch die Kombination zwischen dem Zustand nach dem Essen und einem Tief in unserem Bewusstsein – sogar das Schlafbedürfnis kurz zu. Ist deshalb der *powernap* mittags so populär?

Beide Prozesse zusammen, also der Prozess von Zufuhr und Abbau von Melatonin und Cortisol im Blut sowie der Prozess der Schlafschuld sorgen dafür, dass wir einem Tag-Nacht-Rhythmus folgen, um unser Schlafbedürfnis zu befriedigen. Aber auch dass wir schläfrig werden, wenn es dunkel ist, und bei Morgengrauen aktiv werden. So verstehen wir auch, dass Nachtdienste im Gegensatz zu unserem biologischen Rhythmus stehen. Und auch, wie angenehm es ist, wenn ein kleines Baby dem 24-Stunden-Rhythmus der Familie folgt und nachts durchschläft.

Während dieses 24-Stunden-Prozesses, in dem der Schlaf »an- und wieder ausgemacht« wird, finden vor allem während der nächtlichen Schlafphasen noch zwei weitere wichtige Prozesse statt. Sie hängen vor allem mit der Feinabstimmung der Stoffwechselprozesse zusammen und bestimmen unseren Glukosestoffwechsel und unser Essbedürfnis. Wenn diese Prozesse durch ungenügenden Schlaf in Unordnung geraten, können wir übergewichtig werden; und das kann schon in sehr jungem Alter geschehen.

Das spielt sich dann so ab:

Das Cortisol sorgt als aktivierendes Hormon dafür, dass der Körper Energie braucht und Brennstoff (Glukose) produziert wird. Bei anhaltendem Schlafmangel produziert der Körper offensichtlich weniger adäquat Glukose, als Energie nötig ist. Der Körper wird weniger sensibel in seinem Glukosestoffwechsel und reagiert zu langsam auf das Glukosebedürfnis.

Außerdem sind vom Stoffwechsel aus zwei wichtige Stoffe beteiligt: Leptin und Ghrelin.

Auch diese beiden Stoffe wirken gegensätzlich. Leptin gibt dem Körper das Signal, dass jetzt genug gegessen wurde. Vom Ghrelin werden wir uns unseres Hungergefühls bewusst und zum Essen angeregt.

Bei zu wenig Schlaf verändert sich das Gleichgewicht zwischen den Stoffen Leptin und Ghrelin und verschiebt sich Richtung Ghrelin, dem Verursacher des Hungergefühls. Wir bekommen also immer mehr Appetit.

Durch die Ermüdung infolge des Schlafmangels und die damit einhergehende mangelnde Aktivität droht Gewichtszunahme. Wenn Kinder sich lieber passiv betätigen, wenn sie gamen, vor dem Computer sitzen oder Filme sehen, statt draußen zu spielen, Sport zu treiben, nimmt das Risiko auf Fettleibigkeit noch weiter zu.

Wir sehen, dass verschiedene Faktoren einander beeinflussen und verstärken: Esslust, zunehmende Ermüdung und mangelnde körperliche Bewegung.

Interessant ist, dass es sich in der Abstimmung aller beschriebenen Prozesse – Schlafen und Wachen, Freiwerden und Verbrennen von Glukose, Wahrnehmen von Hunger und Sättigung sowie sich selbst in Bewegung zu bringen oder träge zu werden – überall um zwei gegensätzliche Prozesse handelt, die jedoch ein Ganzes bilden. Der Gegensatz zwischen den Prozessen, Regulierung und Gegenregulierung, wird durch den Rhythmus aufgehoben und der Zusammenhang wird sichtbar.

In Kapitel 2.1 wird das Phänomen ausführlich besprochen.

1.6 Was geschieht eigentlich während der Nacht?

Wir wollen versuchen, das »Nachtleben« eines schlafenden Menschen zu beschreiben. In großen Zügen ist das zwar für alle Menschen gleich, doch für Kinder ist es trotzdem anders. Folgende Fragen sollen genauer betrachtet werden:

- Wo bin ich nachts?
- Mit wem bin ich dort?

- Weshalb ist es gut, etwa nach einem Entschluss, »eine Nacht drüber zu schlafen«?
- Sagen die Schlafphasen etwas über die Reise durch die Nacht aus?

Wir stützen uns hier auf die Forschungen Rudolf Steiners. Er hat in vielen Vorträgen über die Bedeutung des Schlafens und darüber gesprochen, wie notwendig der Wechsel von Wachen und Schlafen ist. Auch über die Schlafphasen hat er sich deutlich geäußert.

Einleitung

Wenn man davon ausgeht, dass eine geistige Welt existiert, kann man sich vorstellen, dass sich ein Kind nachts eben dort aufhält, denn es ist ja nicht auf der Erde. Sein Körper* hält sich zwar mehr oder weniger ruhig im Bett auf, er durchläuft die Schlafphasen und wartet, bis sein Eigentümer wieder zurückkehrt. Seine Seele und sein Geist jedoch sind in der geistigen Welt. Aber nicht nur nachts, sondern auch vor seiner Geburt und nach seinem Tod befindet sich der Mensch in der geistigen Welt. Und das ist nicht dieselbe geistige Welt wie die der Nacht. Gibt es also mehr »geistige Welten«? Nein und ja. Ein Vergleich mit der irdischen Welt, die man auch die Sinnenwelt nennt, mag dies erläutern.

Auf der Erde können wir sehr genau zwischen der leblosen Natur, wie Steine und Sand, der Pflanzenwelt, der Tierwelt vom Regenwurm bis zum Elefanten, und der Menschenwelt unterscheiden. Es gibt zwar nur eine Erdenwelt, doch die ist in vier Glieder aufgeteilt: die unbelebte Natur, die lebendige Natur, die beseelten Wesen, und die Menschen, die jeweils ihr eigenes Ich haben.

Ebenso gibt es nur eine geistige Welt, doch auch die ist in verschiedene Glieder aufgeteilt. Wir alle kennen Beispiele für eine nicht sinnliche, nicht materielle Welt. Denken wir an die Liebe. Es

* Das wird in Kapitel 2.5 »Religiöse Erziehung« auf S. 78 erörtert.

gibt beispielsweise geistige Wesen, die die Natur versorgen, und in unserer menschlichen Gemeinschaft sind sowohl positive als auch negative Kräfte und Mächte am Werk. In der Anthroposophie werden die geistigen Wesen, die den einzelnen Menschen und die Menschheit als Ganzes lenken, Hierarchien genannt. Damit knüpft die Anthroposophie an christlichen und vorchristlichen Sprachgebrauch an. In diesen Teil der geistigen Welt kommt der Mensch nachts: in die Welt der Engel, Erzengel und Archai.

Die Engelwelt ist der Aufenthaltsort jedes Menschen, bevor er auf die Erde kommt und nachdem er gestorben ist. Doch diese Welt zeigt sich ihm dann ganz anders, als wenn er nachts diesen Ort besucht. Denn in der Nacht hat er ja noch seinen Platz auf der Erde, den er am Tag wieder aufsuchen wird. Nachts ist er damit beschäftigt, die Eindrücke des vergangenen Tages zu verarbeiten und zu begreifen und sich auf den nächsten Tag vorzubereiten.

Jedes Kind und jeder Erwachsene betritt die Nachtwelt mit seinen eigenen persönlichen Erfahrungen. Die eigenen Erfahrungen des vergangenen Tages, des vergangenen Lebens und der vorigen Leben verleihen der geistigen Welt, die er nachts betritt, Farbe und Ton. Jeder Mensch kommt nachts in seine eigene, für ihn gestaltete geistige Wirklichkeit.

Nach diesen mehr allgemeinen Betrachtungen wollen wir uns ansehen, was ein Mensch auf seiner Reise durch den Schlaf erlebt.

Schlafphasen

Leere

Wenn der Mensch sich vom Körper löst, verliert er die Sicherheit und Geborgenheit seines vertrauten Heims. Eine unermessliche Leere, ein Abgrund tut sich auf in der Phase des Übergangs vom entspannten Wachsein zur Phase des leichten Schlafs. Vielleicht kennen wir das Phänomen, dass wir unmittelbar nach dem Einschlafen mit einem Schock wieder aufwachen. Das kann die Reaktion des Körpers auf den Schrecken des Loslösens sein. Zum Glück dauert diese Phase nur kurz, wir werden davor geschützt, diesen gähnenden Abgrund zu erleben.

Seele und Geist befinden sich jetzt in der Welt der lebendigen, schaffenden Natur, die an die Erdenwelt grenzt. Wenn wir irgendwo in den Bergen im Zelt schlafen, erleben wir eine ganz andere natürliche Welt als in einer Stadtwohnung. In der Stadt kann es Störungen durch Elektrizität, elektromagnetische Strahlungen, Maschinengeräusche usw. geben. Wer diesbezüglich empfindlich ist, leidet in der ersten Schlafphase unter solchen Störungen.

Begegnung mit dem Engel

Danach kommt der Mensch in die eigentliche hierarchische Welt. Er begegnet seinem Engel. Jeder Mensch begegnet seinem persönlichen Begleiter – von Seele zu Seele. Wir können uns diese Begegnung wie ein Gespräch vorstellen. Natürlich nicht ein Gespräch mit irdischen Worten, aber mit der Bedeutung dieser Worte.

Es ist eher so, dass der Engel auf das lauscht, was wir am vorhergehenden Tag gesprochen haben. Nicht das, was wir wörtlich gesagt haben, sondern was wir mit verbaler und nonverbaler Sprache gemeint haben. Für ein gutes Gespräch zwischen uns und dem Engel müssen Klang und Bedeutung der irdischen Worte miteinander übereinstimmen. Verhüllender Sprachgebrauch ist lästig für dieses nächtliche Gespräch. Ohnehin haben die Engel der Menschen es heutzutage schwer. Unsere Menschensprache ist ungeheuer abstrakt geworden, mehr auf Übermittlung von Informationen als auf Verstehen eingestellt. Hilfreich im Gespräch ist dagegen poetische Sprache, sind Gedichte, religiöse Texte, Liebesbriefe, Lieder.

Im Lauschen des Engels gibt es eine Besonderheit. Während wir sprechen und der Engel lauscht, hören wir selbst, was wir eigentlich haben sagen wollen. Und der Engel spricht aus unserer Zukunft. Was hattest du dir vorgenommen? Wem wolltest du begegnen? Das zu wissen hat große Bedeutung für den Augenblick, in dem wir wieder aufwachen.

Der Engel horcht auch mit den Ohren anderer Menschen, denen wir tagsüber begegnet sind und die jetzt vielleicht auch mit ihrem Engel sprechen. Dadurch hören wir nicht nur, was wir selbst haben sagen wollen, sondern auch das, was unsere Mitmenschen daran gehabt haben.

Begegnung mit den Erzengeln

Nach dem Gespräch mit dem persönlichen Engel folgt die Begegnung mit der Sphäre der Erzengel. Dort halten sich erhabene Wesen auf wie Gabriel, Raphael, Uriel und Michael.

Auf unserem Weg »aufwärts« geht es immer weniger um unser eigenes Ego, sondern um das Überpersönliche und Allgemeinmenschliche.

Erzengel repräsentieren das, was eine Menschengruppe verbindet. Das ist unter anderem die Sprache, die ein Volk spricht. Der Sprachgeist ist also auch in der Region der Erzengel zu finden. Auch das, was wir »den Geist der Zeit« nennen, hat seine geistige Wirklichkeit in der Sphäre der Erzengel. Die Geister der Zeit sind Hüter der Entwicklungsphase von Menschengruppen.

Das Gespräch mit den Erzengeln können wir uns so vorstellen: Mit dem eigenen Engel zusammen geht der Mensch zur Beratung mit. Darin wird hörbar, was getan werden kann, um die Kultur, das Leben auf der Erde zu versorgen und weiterzubringen. Wir können uns klarmachen, worin unser persönlicher Beitrag in diesem Prozess bestehen könnte. Man bekommt Antwort etwa auf folgende Fragen: In welcher Zeit lebe ich eigentlich? Womit sollte heutzutage der Entwicklung gedient, das Leben auf der Erde unterstützt werden? Von welchen Idealen wird die Welt besser? Wie setze ich die mir zur Verfügung stehende Energie in positiver Weise ein?

Die Begegnung mit den Erzengeln ist nicht selbstverständlich. In dieser Phase der Nacht ist die Seele in Gefahr, sich wie zersplittert, nicht mehr wie aus einem Stück zu fühlen. Bei Tage erleben wir uns zusammenhängend, weil wir in einem physischen Körper leben. Denn dieser Körper ist aus einem Stück. Die einander widersprechenden Interessen und Neigungen, die jeder von uns tagsüber mehr oder weniger kennt, werden in der geistigen Welt nicht mehr zusammengehalten.

Wir brauchen eine starke innere Richtschnur, um aus diesen Beratungen mit den Erzengeln genügend Kraft zu schöpfen. Da hilft ein gutes Einverständnis mit unserem Engel. Der kann gleichsam als Übersetzer fungieren. Denn er ist schließlich *Angelos*, ein Bote, Botschafter. Wie wir ein gutes Einverständnis mit unserem Engel pflegen können, wird im Kapitel über die religiöse Erziehung (Kapitel 2.5) erörtert.

Zu den Archai

Die Reise geht noch weiter. Gemeinsam mit unserem Engel dürfen wir weiter bis zur Sphäre der Archai. Sie sind die Urlehrer der Menschheit. Seit uralten Zeiten begleiten die Archai den Menschen. Alle Menschen.

In der Sphäre der Archai kommt es zu einem Gespräch über die Frage, welchen Beitrag man als Mensch geleistet hat. Nicht so sehr als Individuum oder als Mann oder Frau, nicht als Niederländer oder Deutscher oder Engländer, nicht in unserem Beruf oder unserer Funktion. In dieser Versammlung können wir uns an der Frage beteiligen, was wir am vergangenen Tag oder an den vergangenen Tagen, Wochen auf dem Gebiet des Allgemeinmenschlichen zustande gebracht haben.

Diese Begegnung ist für jeden einzelnen Menschen lebensnotwendig. Unser körperliches Menschsein auf der Erde wird durch diese Begegnung aufgefrischt, gereinigt. Es ist, als würden wir neu justiert. Jeder Teil unserer körperlichen, physischen Existenz muss zu dem passen, wie wir als Mensch auf der Erde anwesend sind. Wenn das nicht genau passend ist, muss es möglicherweise durch eine Krankheit wieder in Ordnung gebracht werden.

Sollte in der Sphäre der Erzengel eine Neigung zum Gruppenegoismus oder Nationalismus entstanden sein,* so wird diese Neigung bei der Begegnung mit den Archai rückgängig gemacht. Die werden dort nicht gebraucht, gehören nicht dorthin. Denn in dieser Sphäre gilt ein Ideal, von dem wir auf der Erde noch sehr weit entfernt sind. Hier gilt, dass ein Mensch nicht glücklich sein kann, wenn es nicht allen Menschen auf der Erde gutgeht. Auf der Erde ist dieses Menschheitsideal weit entfernt, doch in jeder Nacht können wir in der Sphäre sein, in der dies Ideal Realität ist.

Für die körperliche Gesundheit ist es notwendig, dass ein Mensch sich regelmäßig in der Sphäre der Archai aufhält. Für unser Bewusstsein ist es unerträglich, den Schmerz zu erleben, dass wir noch so weit von diesem Ideal entfernt sind. Doch solange wir ihn nicht ertragen können, werden wir durch die Bewusstlosigkeit des Schlafs geschützt.

Von diesem Ausblick auf eine zukünftige Menschheit führt unser Engel uns über die Sphäre der Erzengel und die Sphäre der Engel wieder in die Sphäre des Irdischen zurück. Dann bringen wir von dort Kräfte mit, die unsere Gedanken klar werden lassen, unseren Lebensmut stärken und unseren Körper gesund erhalten.

Wo bleiben die Absichten aus der Nacht?

Wir können uns fragen, wo die guten Erkenntnisse und Absichten aus der Nacht bleiben. Denn am Tag wissen wir ja nichts mehr von unseren nächtlichen Begegnungen. Wir können sie auf zweierlei Arten wiederfinden: bei uns selbst und bei unserer Umgebung.

Vielleicht kennt jeder den Augenblick, in dem er sich selbst zuhört, wie er einem anderen etwas sagt oder erklärt, und sich denkt: Das hast du wirklich gut gesagt. Solche Einfälle kommen wahr-

* Jedes Volk, jede Menschengruppe hat einen eigenen Schutzengel. Auch bestimmte Zeiten stehen unter der Herrschaft eines Schutzengels, auf dieser Ebene Erzengel genannt. Einige von ihnen kennen wir aus der christlichen Überlieferung, deren Namen hier genannt werden.

scheinlich aus der Nacht. Oder – die zweite, ganz ähnliche Möglichkeit: Jemand erklärt etwas, und uns wird auf einmal vieles klar. Vielleicht ist nicht einmal ein anderer nötig, der etwas sagt, sondern die Situation, die sich so ausspricht, dass wir weiterkommen.

Solche Momente, Einfälle, Erkenntnisse sind kostbar. Es sind die heiligen Geschenke der Nacht. Dabei geschieht es eher, dass wir sie nicht bemerken, dass wir sie verschlafen, als dass wir sie festhalten. Es bedarf einiger Übung, um solche Schätze zu finden. Doch die Mühe lohnt sich.

Die Nacht der Kinder

Es ist naheliegend, dass die Reise der Kinder durch die Nacht anders verläuft als die der Erwachsenen. Um sie nachvollziehen zu können, müssen wir die Entwicklungsphasen der Kinder kennen. Ein gutes Modell hierfür ist die Entwicklung in Siebenjahresschritten. Die »Geburten« der vier Glieder des Menschen haben etwas damit zu tun (s. Kapitel 1.5).

Bis zu einem Alter von 7 Jahren befindet sich ein Kind ganz im Bereich der Lebenskräfte seiner Umgebung. Seine körperliche Gesundheit und sein Wachstum sind von seiner Umgebung abhängig. Die Art seiner Umgebung bestimmt seinen Schlaf. Das gilt vor allem für die erste und die letzte Phase seines Schlafs, wenn das Kind unbewusst in den gesunden oder ungesunden Kräften der Natur lebt. Dazu zählt auch die Atmosphäre im Haus. Körperlich, ob es beispielsweise zu kalt oder zu warm, im übertragenen Sinne, ob die Atmosphäre vergnügt oder angespannt ist. Dass es auch sehr viele Kinder gibt, die in einer ungesunden Umgebung gesund schlafen und aufwachsen, hängt mit etwas anderem zusammen. Bis zum Alter von 7 und manchmal bis zu 14 Jahren kann das Kind von einem Vorrat an Gesundheit zehren, den es bei seiner Geburt bekommen hat. Ab 7 Jahren, vor allem aber ab 14 Jahren holt ein Kind aus eigener Kraft seine Gesundheit aus der Nacht.

Bis zum Alter von 14 Jahren lebt ein Kind grundsätzlich im Bereich der Seelenkräfte seiner Umgebung mit. Für die Gesundheit seines Seelenlebens ist es völlig von seiner Umgebung abhängig. Das kann eine große Hilfe in der Nacht sein. Das Kind lebt gleichsam mit der psychischen Gesundheit, der positiven Stimmung, den Idealen mit, die seine Eltern, Lehrer und andere Erwachsene ihm vorleben. Deren Sprache ist für den Engel des Kindes hörbar, die Ziele der Menschengruppe, in der das Kind aufwächst, sind für die Erzengel wahrnehmbar, und die allgemeinmenschlichen Ideen, von denen das Kind umgeben ist, fügen sich zu den Idealen der Archai. Wir können uns vorstellen, wie traurig es sein kann, wenn ein Kind in einer negativen Umgebung aufwachsen muss.

Nach dem 14. Jahr. Ein 14-jähriges Kind muss sich seine Beziehung zur geistigen Welt selbst erobern. Dabei bedeutet es eine große Hilfe für seine körperliche und seelische Gesundheit, wenn das Kind in den Jahren bis zur Pubertät auch in einer religiösen Umgebung hat aufwachsen können. Mit religiös meinen wir nicht kirchlich, sondern ein Leben, in dem das Irdische und das Nicht-Irdische existieren und eine wichtige Rolle spielen (s. Kap. 2.5).

Früher und jetzt

In alten Zeiten, vor dem Mittelalter, hatten die Menschen noch eine selbstverständliche Vorstellung von der geistigen Welt. Diese Vorstellung nahmen sie mit in die Nacht. Dadurch kam es noch mehr oder weniger selbstverständlich zu dem Gespräch mit den Engeln, Erzengeln und Archai. Mit dem Aufkommen des Materialismus und der Dominanz des naturwissenschaftlichen Denkens ist es für moderne Menschen nicht mehr selbstverständlich, dass sie Erkenntnis, Kraft und Gesundheit aus der Nacht mitnehmen.

Dadurch ist eine spirituelle Erziehung und Entwicklung besonders wichtig. Für alles, was uns früher mehr oder weniger geschenkt wurde, muss nun jeder aus eigener Kraft sorgen. Auch wenn es aus einem verständlichen Eigennutz geschieht, Erkenntnis, Kraft und Gesundheit aus der Nacht mitzunehmen.

Zwei verschiedene Kurven der Schlafphasen

In Kapitel 1.2 haben wir in einer Schlafkurve die Tiefe des Schlafs kennengelernt. Dort ging es auch um eine aufsteigende und eine absteigenden Kurve. Könnten wir die Kurven aufeinanderlegen? Abgesehen davon, dass es optisch reizvoll ist, gibt es vieles, was dagegen spricht.

Wir halten es nicht für sinnvoll, unsere körperlichen Erscheinungen im Bett direkt mit der Reise von Seele und Geist in den Kosmos zu verbinden. Vermutlich ist es viel komplexer und bedarf eines fortgeschrittenen hellseherischen Bewusstseins, um den Zusammenhang zu durchschauen. Rudolf Steiner stellt dar, dass für die Erforschung der ersten Schlafphase imaginatives Bewusstsein notwendig ist, für die zweite Phase das inspirative und für die dritte Phase das intuitive Bewusstsein.*

1.7 Schlafdauer aus historischer Perspektive

Die Reise durch die Nacht wird immer kürzer. Vor allem kleine Kinder schlafen im Laufe des letzten Jahrhunderts immer weniger (s. Literatur 6). Wenn wir die Beschreibung der Reise durch die Nacht (s. voriges Kapitel) ernst nehmen, sollten wir diesen Aspekt vielleicht als wichtiges Thema ansehen.

* Durch innere Schulung kann jeder Mensch sein Denken zu höheren Wahrnehmungsfähigkeiten umgestalten. Damit kann er wahrnehmen und sich ein Urteil bilden über die unsichtbaren Welten, die der sinnlichen Welt zugrunde liegen. In der Anthroposophie ist der Weg zu höherer Erkenntnis genau beschrieben.

Ab 1900 sehen wir ein deutliches Absinken der Schlafstunden. Die Kinder schlafen immer kürzer, und auch die empfohlene Schlafmenge sinkt. Im Alter von null bis zu fünf Jahren ist dieses Absinken in beiden Fällen extrem. Im Jahr 2009 schliefen die Kinder fünf Stunden pro Nacht weniger als im Jahr 1897! Bei Kindern ab zehn Jahren blieb die Anzahl Schlafstunden im selben Zeitraum ungefähr gleich.

Wie lässt sich diese Verringerung erklären? Welche Entwicklungen der letzten hundert Jahre haben solche Folgen für den Schlaf bewirkt?

Die größte Veränderung wurde um das Jahr 1871 von dem amerikanischen Erfinder Thomas Edison (1845–1915) durch die Erfindung der Glühbirne herbeigeführt. Die Einführung einer dauerhaft verwendbaren Lichtquelle bewirkte, dass der Schlaf-Wach-Rhythmus des Menschen nicht mehr vom natürlichen Tag-Nacht-Rhythmus abhängig war. Der Mensch konnte seine Tage verlängern oder den Rhythmus verändern, indem er je nach Bedarf am Tag oder in der Nacht arbeitete. Das war wiederum nur möglich, weil es bereits die Elektrizität gab. Um 1830 gelang dem deutschen Physiker Georg Simon Ohm (1789–1864) und fast gleichzeitig dem englischen Naturforscher Michael Faraday, Elektrizität zu erzeugen und zu transportieren.

Nach der Glühlampe folgten irgendwann die Erfindung des Radios und des Fernsehers. Durch deren zunehmende Verfügbarkeit füllten und verlängerten immer mehr Menschen ihre Abende mit der Unterhaltung durch Radio und Fernseher. Und nach einem großen Sprung in die Gegenwart, in der Computer, Tablets und Smartphones verwendet werden, können wir feststellen, dass diese einen abendfüllenden Platz eingenommen haben. Wir brauchen nur spätabends oder frühmorgens in irgendeiner Stadt durch irgendein Wohnviertel zu laufen, um den blauen Schein durch die Fenster leuchten zu sehen.

Die gesellschaftlichen Entwicklungen des vergangenen Jahrhunderts brachten allerdings mehr mit sich als nur die Möglichkeiten leicht zugänglicher Unterhaltung. Die 24-Stunden-Ökonomie hielt ihren Einzug mit allen modernen technischen Entwicklungen und zunehmendem Tempo.

Das Tempo des heutigen Lebens steigert sich in unserer Gesellschaft rapide, und zwar mit einer Vielfalt sinnlicher Reize und dem zunehmenden Appell an Multitasking-Fähigkeiten.

Wir können uns fragen, wie groß unsere Möglichkeiten zur Anpassung sind und welche Konsequenzen sie für unsere Gesundheit haben (s. Kapitel 3.3).

Der Mensch hat sich in den letzten hundert Jahren immer mehr um Unabhängigkeit vom natürlichen Rhythmus von Tag und Nacht bemüht. Und das hat Folgen.

Als Teil der menschlichen Gesellschaft sind wir mehr oder weniger dazu gezwungen, unseren biologischen Rhythmus anzupassen. Unsere Teilnahme am gesellschaftlichen Funktionieren beispielsweise durch Schulbesuch, den Arbeitsprozess, unsere Abhängigkeit von der 24-Stunden-Ökonomie zwingen uns, unseren individuellen Rhythmus dem gesellschaftlichen Rhythmus anzupassen.

Unsere individuellen Möglichkeiten für einen Tag-Nacht-Rhythmus werden kleiner, und die Aufforderung oder die Versuchung – wie auch immer wir es nennen wollen –, für die verbleibende Zeit rhythmus-hinderliche Entscheidungen zu treffen, sind immer größer geworden.

Da Kinder durch das Vorbild der Eltern aufwachsen, können wir unterstellen, dass sie sozusagen wie selbstverständlich in dieser Entwicklung mitwandern.

Fazit: Der Mensch hat mit dem Aufkommen der modernen Technologie zwei Aufgaben mitbekommen:

- Wenn die Selbstverständlichkeit des naturgegebenen Tag-Nacht-Rhythmus entfällt, müssen wir es lernen, unseren eigenen Rhythmus zu finden.
- Bei gutem Vorbild nehmen die Kinder gesunde und Rhythmus-unterstützende Gewohnheiten an. Wenn wir möchten,

dass Kinder sich an gesunde Rhythmen, wozu der Schlaf-Wach-Rhythmus zählt, gewöhnen, ist das Beispiel der Eltern von größter Bedeutung (Literatur 10).

1.8 Wie viel Schlaf braucht ein Kind?

Woher wissen wir, ob unser Kind genug Schlaf bekommt, und wann müssen wir uns Sorgen machen?

Das »Niederländische Zentrum für Jugendgesundheitsversorgung« hat 2017 eine Richtlinie entwickelt: »Gesunder Schlaf und Schlafprobleme bei Kindern« (Literatur 13), in der unter anderem die These aufgestellt wird, dass man einem Kind ansehen kann, ob es genug schläft. Angegeben sind folgende drei Merkmale:

Wenn ein Kind eine Woche lang:
- morgens von selbst aufwacht und nicht geweckt werden muss,
- am Wochenende nicht sehr viel später aufwacht als wochentags,
- innerhalb einer halben Stunde nach dem Aufwachen Appetit aufs Frühstück hat,

können wir davon ausgehen, dass es genug schläft.

Dabei kann das Schlafbedürfnis sich von den empfohlenen Schlafmengen unterscheiden. Das Schlafbedürfnis wird durch zwei Faktoren bestimmt:
- das Alter des Kindes
- die Veranlagung des Kindes.

Das Alter des Kindes

Ebenso wie der Kinderarzt Tabellen verwendet, um die Länge des Kindes und sein Gewicht sowie die Größe des Kopfs zu kontrollieren, gibt es Tabellen mit der Anzahl der Schlafstunden pro Nacht.

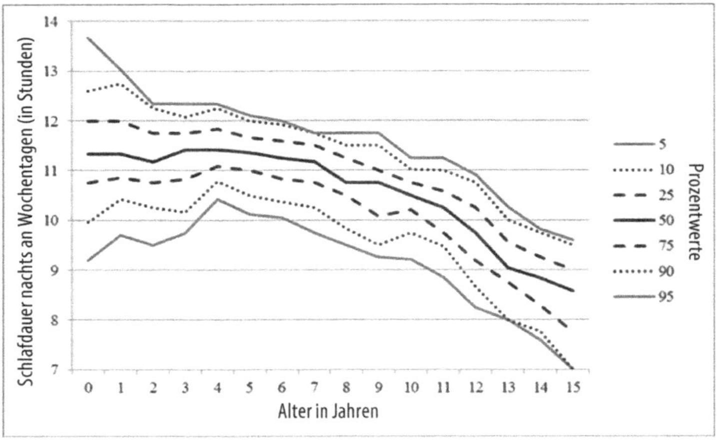

Abb. 7 Schlafdauer nach Alter. Quelle: Vlasblom u. a. 2017.

Diese geben eine Übersicht über das Minimum und Maximum an Schlafstunden je nach Alter eines Kindes.

Die individuellen Unterschiede werden in Abb. 7 sichtbar gemacht. Daraus ergibt sich, dass die Differenz der Schlafstunden beispielsweise bei Säuglingen bis zu fast fünf Stunden betragen kann.

Die Grafik (Abb. 7) sagt also nicht viel über die genaue Schlafmenge aus, die ein Kind braucht. Sie gibt nur an, dass die Unterschiede bei Säuglingen bis zu fünf Stunden sein können und die Anzahl der notwendigen Schlafstunden vom Alter abhängt.

Wir sehen die größte Variation der Schlafdauer bei den bis zu Einjährigen: minimal 9 Stunden, maximal 14 Stunden. Vom vierten bis zum etwa zweiten Jahr verringert sich die Variationsbreite. In der Pubertät nimmt der Unterschied dann wieder um eine halbe Stunde zu: minimal 7, maximal 9,5 Stunden.

In Kapitel 1.2 wird die Entwicklung der Schlafarchitektur beschrieben. Dort wird deutlich, dass sich das Verhältnis zwischen REM-Schlaf und Non-REM-Schlaf zu einem bestimmten Zeitpunkt ändert. Die größten Änderungen vollziehen sich also im ersten Lebensjahr, um das vierte Jahr und um die Pubertät. In diesen Übergangsphasen werden auch die größten Unterschiede der individuellen Schlafdauer sichtbar. Das ist verständlich, denn gerade während der Übergänge von der einen zur nächsten Phase werden die Unterschiede zwischen den Entwicklungsphasen eines Kindes sichtbar.

Die Veranlagung des Kindes

Wir können es unserem Kind ansehen, ob eine kürzere oder eine längere Schlafdauer richtig ist. Wir schauen vor allem danach, wie intensiv und aktiv es seinen Tag erlebt.

Wenn wir ein Kind haben, das den Tag »wie einen Schwamm aufsaugt« und alles, was geschieht, intensiv erlebt, schläft es vermutlich anders als ein Kind, das alles eher reserviert in sich aufnimmt und sich manchmal zurückzieht, um irgendwo in einer Ecke still für sich zu spielen.

Das erste Kind gibt und nimmt im Laufe des Tages alles in sich auf, ist mit ganzem Bewusstsein involviert. Es braucht dringend seinen Schlaf, um alle Eindrücke zu verdauen, sich zu erholen und wieder Energie für den nächsten Tag zu tanken. Es darf vielleicht lernen, dass ein Wechsel zwischen Aktivität und wieder zur Ruhe kommen es besser schlafen lässt.

Das andere Kind hat sich diese Fähigkeit im gesunden Fall schon unbewusst angeeignet. Es hat sich vielleicht schon während des Spielens zurückgezogen und alle Eindrücke »abgespielt«. Es braucht den Schlaf weniger dringend. Wir könnten sagen, dass es bereits Nachtarbeit verrichtet hat.

Im weniger gesunden Fall jedoch ist dieses letzte Kind nicht ganz im Tag angekommen, ist nicht wach genug, wodurch es nachts auch nicht gut schläft. Nicht, weil es nicht müde genug ist, sondern weil es tagsüber nicht interessiert oder nicht ganz anwesend war.

Wie ein Kind den Tag erlebt, ist also ein wichtiger Hinweis darauf, was es für die Nacht braucht. Eltern können also einschätzen, ob ihr Kind genug und gut schläft, indem sie beobachten, wie es morgens aufwacht, und ebenfalls, wie aktiv und interessiert es im Laufe des Tages an allem teilnimmt.

Abschließend

Manchmal haben Eltern wenig realistische Vorstellungen davon, wie lange ihr Kind schlafen müsste, und vermuten, dass ihr Kind mehr Schlaf braucht. Dann handelt es sich vielleicht gar nicht um ein Schlafproblem. Um das richtig einzuschätzen, ist es sinnvoll, einerseits das Kind genau zu beobachten und dazu die Empfehlungen für die Schlafdauer genau zu lesen. Wenn die Schlafdauer sich nicht stark von den Angaben unterscheidet, kann das Problem woanders liegen. Vielleicht verstecken sich in der Familie andere Probleme als die Schlafdauer des Kindes. Sind die Eltern überlastet, gibt es Beziehungs- oder sonstige Probleme? Dann ist Hilfe in einem anderen Bereich angesagt.

Teil 2

Bürger zweier Welten

2.1 Rhythmen

Schlafen und Wachen sind eng miteinander verbunden. Man könnte behaupten: Jedes Schlafproblem ist ein Wachproblem. Umgekehrt gilt dasselbe: Schwierigkeiten, am Tag wirklich wach zu sein, führen zu Schlafproblemen. Eine gute Nachtruhe ist die Voraussetzung dafür, tagsüber richtig zu funktionieren. Die Selbstregulierung des Körpers gerät bei Problemen mit Schlafen und Wachen in Unordnung. Schlafen und Wachen bilden eine Einheit, eine rhythmische Einheit.

Schlafen und Wachen als Rhythmus

Das Leben ist von Rhythmen durchzogen. Die Rhythmen des Atems und des Herzschlags kennen wir. Wenn mit denen etwas nicht in Ordnung ist, gerät unsere Gesundheit in Gefahr. Im menschlichen

Körper gibt es auch schnellere Rhythmen, wie beispielsweise die unseres Gehirns, die wir auf dem EEG sehen können. Langsame Rhythmen sind der Schlaf-Wach-Rhythmus und der Monatsrhythmus des weiblichen Zyklus. Wir erleben als Mensch auch den Rhythmus der Natur mit: den Rhythmus der Jahreszeiten, der Jahre, der Siebenjahreszeiträume. Der Rhythmus von Geborenwerden und Sterben ist vielleicht das deutlichste Beispiel eines Rhythmus, der mit »Leben« zusammenhängt. Leben ist Rhythmus, können wir mit Recht sagen. Wer rhythmisch lebt, unterstützt seine Lebensprozesse.

Was ist Rhythmus eigentlich?

Rhythmus ist das Kombinieren verschiedener gegensätzlicher Prinzipien. Am Beispiel des Atemrhythmus lässt es sich verdeutlichen. Ein- und Ausatmen folgen einander in einem Rhythmus. Einatmen ist der eine Pol, Ausatmen der andere, ein Gegensatz, bei dem der eine nicht ohne den anderen kann. Jedes Einatmen hat ein Ende. Es gibt einen Kehrpunkt, nach dem das Ausatmen übernimmt und die Einseitigkeit des Einatmens ins Gleichgewicht bringt und umgekehrt. So unterstützen Ein- und Ausatmen das Leben. Ein solches Prinzip gilt für alle Rhythmen.

Ein schönes Beispiel aus der Natur ist der Rhythmus der Gezeiten. Das Wasser der Ozeane steht unter dem Einfluss zweier entgegengesetzter Kräfte. Die Schwerkraft der Erde hält das Wasser fest, die Anziehungskraft des Mondes zieht das Wasser weg von der Erde. Der Einfluss des Mondes bringt das Wasser in einen Rhythmus, den Gezeitenrhythmus. Das Wasser der Ozeane ist die Lebensgrundlage der Erde. Rhythmus ist Leben.

Der Schlaf-Wach-Rhythmus des Menschen ist ganz offensichtlich an den Untergang und den Aufgang der Sonne gekoppelt. Melatonin ist verbunden mit der Nacht, Cortisol mit dem Tag (s. voriges Kapitel). Man kann sich fragen, ob die beiden Stoffe die Ursache für den Schlaf-Wach-Rhythmus sind oder die Folge des Tag-Nacht-Rhythmus. Für beides gibt es gute Argumente.

Rhythmus im Menschen

Der Mensch ist auf Rhythmen gebaut, sonst kann er nicht leben. Auch der physische Leib ist auf dem Prinzip von Polarität und Rhythmus gebaut.

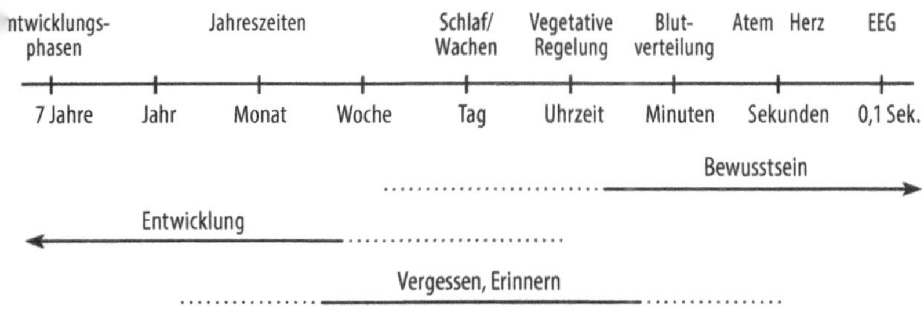

Abb. 8 Der Schlaf-Wach-Rhythmus hat einen Platz unter den vielen Rhythmen, die im Menschen und um den Menschen herum stattfinden.

Die horizontale Lemniskate

Schlafen und Wachen gehören also in jedem Fall zu den Rhythmen. Der Schlaf hat notgedrungen ein Ende, einen Wendepunkt. Dann übernimmt das Wachsein wieder. Das lässt sich gut in einer Lemniskate wiedergeben.

Mit dieser Darstellung wird nicht der Verlauf in der Zeit wiedergegeben, sondern das Kräfteverhältnis der Prozesse (s. Abb. 9). Je weiter das Ausatmen reicht, desto kräftiger zieht das Einatmen. Wir müssen es nur einmal ausprobieren: kräftig ausatmen, stärker und stärker ... Dann spüren wir, dass wir unbedingt stär-

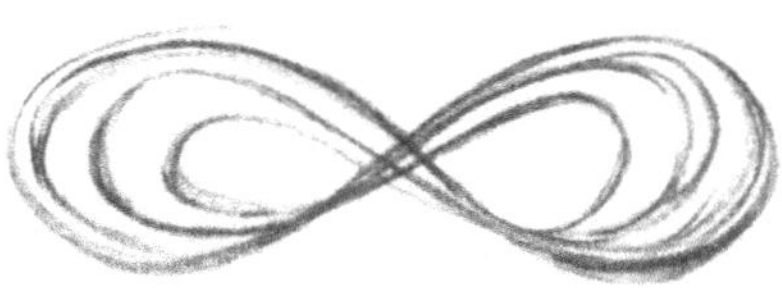

Abb. 9 Horizontale Lemniskate, Bild des Atmens

ker einatmen müssen. Das ist eine interessante Eigenschaft der Rhythmen: Der eine Pol ist der Gegensatz des anderen Pols. Und zugleich wird – je nach der Stärke der einen Kraft – die Gegenkraft stärker.

Diese Eigenschaft des Rhythmus gilt auch für den Rhythmus von Schlafen und Wachen. Je gesunder das Wachen am Tage ist, desto kräftiger ist die gesundende Kraft der Nacht. Und umgekehrt.

Die vertikale Lemniskate

Jeder Mensch entwickelt sein eigenes, einmaliges Gleichgewicht zwischen den – auf Seite 33 im *Intermezzo* über die Dreigliederung des Menschen beschriebenen –Prozessen des oberen Pols und den Prozessen des unteren Pols. Das Verhältnis zwischen den beiden Polen ist ebenfalls rhythmisch und lässt sich mit einer Lemniskate darstellen.

Einerseits bringen wir aus den erblichen Anlagen eine gewisse Affinität oder Fähigkeiten mit, andererseits bestimmen die Lebensumstände, wie diese Affinität oder die Fähigkeiten auftreten. Erblichkeit und Veranlagung äußern sich am stärksten im oberen Pol, die Fähigkeit zur Veränderung hat ihren Ursprung im unteren Pol. Manchmal ist einer der beiden Pole einseitig entwickelt. Wenn der obere Pol durch Veranlagung oder Entwicklung (oder durch beides) kräftiger zur Wirkung kommt, sprechen wir von einem Menschen mit einer Nerven-Sinnes-Veranlagung. Diese Menschen sind aufmerksame Beobachter und helle Denker, sie stecken sozusagen viel »in ihrem Kopf«. Das Äußere dieser Menschen lässt sich gut beschreiben: der Körperbau meist schlank oder schmal und oft hoch aufgeschossen, die Bewegungen flink und leicht. Dem entspricht auf Stoffwechselseite, dass kleinere Portionen und leicht verdauliche Nahrung genügen, und im Hinblick auf den Wärmehaushalt eine Kälteempfindlichkeit, auch kalte Hände und Füße. Für eine gewisse Vitalität sorgt der untere Pol. Er ist im Allgemeinen aber weniger kräftig entwickelt und meldet sich mit Problemen mit der Verdauung und im Energie- und Wärmehaushalt.

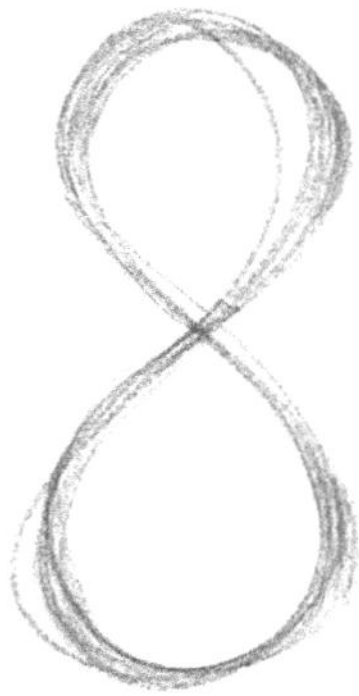

Abb. 10 Vertikale Lemniskate, bei der der obere Pol und der untere Pol sich abwechseln

Wenn der untere Pol aber durch Veranlagung oder Entwicklung kräftig ist, haben wir einen Menschen mit einer Stoffwechsel-Gliedmaßen-Veranlagung vor uns, dessen Stoffwechselprozesse, Vitalität und Wärmehaushalt kräftig entwickelt sind. Der Körper zeigt oft mehr Rundungen und Füllungen, wirkt aber nicht zu schwer. In den Bewegungen sehen wir mehr Kontinuität, Getragenheit und Festigkeit. Vom Stoffwechsel her genießt ein solcher Mensch leckere Speisen und erfreut sich einer guten Verdauung, einer angenehmen physischen Wärme und oft einer guten Vitalität. Im Denken und Wahrnehmen zeigt er sich – ungeachtet seines Denkvermögens und seiner Intelligenz – nicht immer wach und aufmerksam.

In Kapitel 2.3 (S. 70) über die Wärme und in Kapitel 2.4 (S. 72) über die autonome Regulierung und den Schlaf werden die Konsequenzen der typologischen Einteilung näher ausgeführt.

Zwei Lemniskaten

Die Lemniskate ist, wie wir sahen, ein Bild für das Kräfteverhältnis zwischen Prozessen. Sie ist das Bild zweier Gegenpole, die in ihrer Wirksamkeit durch rhythmischen Wechsel miteinander verbunden sind.

Die vertikale Lemniskate ist ein Bild der Wirksamkeit des Mittelgebiets in der Verbindung zwischen dem oberen Pol und dem unteren Pol. Die horizontale Lemniskate ist ein Bild der Wirksamkeit des Mittelgebiets zwischen innen und außen.

In der vertikalen Lemniskate wird die physische Veranlagung des Menschen beschrieben, wie er mit seinem Körper verbunden ist oder wie er, wenn er sich aufrichtet, tiefer oder leichter in seinem Körper verankert ist. Es hat beträchtlichen Einfluss auf den Rhythmus seines Schlafens und Wachens, ob ein Mensch mehr zum oberen Pol oder zum unteren Pol neigt.

In der horizontalen Lemniskate wird sichtbar, wie der Mensch mit seiner Umgebung verbunden ist. Sie ist vom Atemprozess her zu verstehen. Der Atem, das Ein- und Ausatmen – wörtlich und im übertragenen Sinn – bestimmt, ob und wie wir mit unserer Seele und unseren Gefühlen der Sympathie oder Antipathie mit der uns umgebenden Welt verbunden sind. Auch die Verbindung mit der Außenwelt hat Konsequenzen für den Prozess von Wachen und Schlafen.

Während die vertikale Lemniskate vor allem unsere Bewegung nach innen, in den Körper repräsentiert, steht die horizontale Lemniskate für die Verbindung nach außen, ins Soziale, wo wir mit unserer Umgebung verbunden sind.

Den Prozess des Aufwachens und Einschlafens können wir mit einer atmenden Gebärde vergleichen. Da dient uns die horizontale Lemniskate als Bild, und die hat etwas mit unserer Umgebung zu tun. Die Seele, oder unser Interesse, macht entweder eine mehr nach innen oder eine mehr nach außen gewandte Bewegung. Beim Aufwachen verbinden wir uns mit unserer Umgebung, und beim Einschlafen lösen wir uns wieder von ihr. Daher ist es besser, abends keine komplizierten Gespräche zu führen oder Reize aus der Umgebung aufzunehmen, weil diese uns zu sehr nach außen ziehen.

2.2 Rhythmus während des Schlafs

Wir wollen jetzt auf die genaue nächtliche Wirksamkeit der rhythmischen Prozesse eingehen. Im Kapitel über die Reise durch die Nacht standen die psychologischen und geistigen Funktionen im Mittelpunkt. Jetzt geht es um die biologischen Funktionen.

Während des Schlafs verschwindet unser waches Tagesbewusstsein, sodass der Regenerationsprozess stattfinden kann. »Wir schlafen, um uns auszuruhen«, sagen wir meistens. Doch es geschieht mehr, viel mehr.

In der Nacht findet auch eine Auffrischung oder Reinigung aller Körperprozesse statt, die im Laufe des Tages aus ihrem Rhythmus geraten sind. Es ist kein Unglück, dass dieser Rhythmus am Tag gestört wird, denn es ist unserer Fähigkeit inhärent, ein Tagesmensch zu sein. Eigentlich ist es der Preis, den wir für unser Tagesbewusstsein zahlen. Die Nacht und der Schlaf sind notwendig zur Wiederherstellung unserer Vitalität und für die Regeneration unseres Körpers, zugleich auch dafür, dass sich die rhythmischen Prozesse untereinander abstimmen. Dadurch bleiben wir gesund (s. Kapitel 2.4 über die autonome Regulierung).

Die Entwicklung eines Rhythmus von der Geburt an

Bei seiner Geburt eignet sich das Kind mit den ersten Atemzügen seinen physischen Atmungsprozess an. Wenn kurz nach der Geburt die Nabelschnur nicht mehr nötig ist, kann das Kind auch seinen eigenen Kreislauf versorgen. Durch sein selbstständiges Aktiv-Werden in seinem rhythmischen Mittelgebiet betritt das Kind die Erde. Das Kind ist jetzt als Erdenbürger geboren! Und als erste Herausforderung in der irdischen Existenz muss es lernen, selbstständig die ersten, primären Lebensfunktionen zu versorgen: die Atmung, den Blutkreislauf, den Wärmehaushalt und den Stoffwechsel. Vor der Geburt werden alle diese Lebensfunktionen noch von der Mutter versorgt. Wenn ein Kind zu früh geboren wird, sehen wir, wie risikoreich und intensiv diese Entwicklung zur Selbstständigkeit sein kann!

Das kleine Kind entwickelt diese Lebensfunktionen bis zu einem hohen Maß an Selbstständigkeit während der ersten sechs Monate. Doch geht diese Entwicklung noch sicher bis ins zehnte Lebensjahr weiter. Während der ersten sechs Monate entwickelt das Kind immer mehr einen eigenen Rhythmus, der sich am Tag-Nacht-Rhythmus orientiert.

Ab der *vierten* Woche nach der Geburt wird ein Tag-Nacht-Rhythmus der Körperwärme sichtbar: eine niedrige Morgentemperatur und eine höhere Abendtemperatur. Sie stabilisiert sich mit etwa zehn Wochen bei den Temperaturwerten, die zum Kind passen.

Erst ab der *sechsten* Woche entsteht eine Beziehung zwischen der Atemfrequenz und dem Herzschlag. Vier Herzschläge auf eine Aus- und Einatmung ist der Erwachsenen-Rhythmus. Bei einem Säugling liegt die mittlere Herzschlag- und Atemfrequenz viel höher, und der Rhythmus eines Säuglings zeigt viel mehr Variationen.

In der Entwicklung eines Schlafrhythmus' entsteht zuerst die Cortisol-Produktion; Sie bekommt ab der *achten Woche* eigene rhythmische Schaukelbewegungen mit Tages- und Nachtwerten. Ab dem *dritten Monat* entwickelt sich die eigene Melatonin-Produktion und damit der erste Schlafrhythmus.

Ab dem *sechsten Monat* hat das Kind im Prinzip einen eigenen physiologischen Tag-Nacht-Rhythmus, und dann kann es erst richtig durchschlafen. Schlafprobleme während der ersten sechs Monate werden daher auch offiziell nicht als Schlafstörungen bezeichnet. Meistens gibt es andere Gründe, weshalb das Kind nicht schläft. Es können Regulierungsstörungen sein, Rhythmusprobleme oder Umgebungsfaktoren, die das Kind daran hindern, in einen guten Tag-Nacht-Rhythmus zu kommen. Es kann eine schwierige Suche werden, und manchmal ist nichts zu finden. Dann gilt es einfach durchzuhalten.

Für die Entwicklung all dieser wichtigen Prozesse aber braucht das Kind die Anwesenheit und die Versorgung seiner Umgebung. Neben der physiologischen Reifung, die ihm dabei hilft, schlafen zu lernen, spielen also auch Umgebungsfaktoren eine Rolle.

Für die Entwicklung eines Schlafrhythmus' ist der Rhythmus der Familie oder der Erwachsenen wichtig. Durch den Rhythmus der Familie lernt ein kleines Kind, dass der Tag-Nacht-Rhythmus sich mit immer wiederkehrenden Gewohnheiten wie morgendliches Aufstehen und Essen verbindet. Ein wichtiger Schritt! Wir beschreiben jetzt, wie die Gewohnheiten der Familie mit den physiologischen Prozessen des Kindes verbunden werden können.

Das Aufwachen am Morgen wird auf der physiologischen Ebene durch das Ansteigen des Cortisolgehalts bewirkt. Wenn Eltern ihr Kind aus dem Bettchen nehmen und das morgendliche Ritual von Waschen, Anziehen und Frühstücken folgen lassen, wird die Aktivität auf physiologischem Gebiet unmittelbar mit den täglich sich wiederholenden Verrichtungen verbunden. Dem Steigen des Cortisols folgen das Aufwachen, Waschen, Anziehen und Frühstücken.

Wenn am Abend die Melatonin-Produktion zunimmt und die Eltern dafür sorgen, dass die Spielaktivität zurückgeht und keine Hintergrundaktivitäten mehr stattfinden, kommt, verbunden mit dem ganz gewöhnlichen Schlafbedürfnis, die ideale Einschlafsituation.

Diese Verbindungen, die sich zwischen der Physiologie des Schlafs und dem Verhalten und den Gewohnheiten des Kindes entwickeln, sorgen dafür, dass beide Prozesse sich miteinander verbinden und zu gesunden Schlafgewohnheiten verstärken.

Wenn widersprüchliche Verbindungen entstehen, kann das zu Schlafproblemen führen. Wenn beispielsweise ein müdes Kind immer wieder zu spät ins Bett kommt, verlieren die physiologischen Reize ihre Kraft, sodass keine Verbindung zwischen der Müdigkeit und dem Schlafengehen stattfindet. Die Folge kann ein Einschlafproblem sein.

2.3 Wärme

Zum Thema Schlafen und Wachen gehört neben dem Rhythmus auch die Wärme. Denn nicht nur Kinder, sondern auch wir Erwachsene können nicht gut einschlafen, wenn wir frieren oder kalte Füße haben.

Unsere Körpertemperatur variiert im Laufe von 24 Stunden. Etwa ab der vierten Woche hat ein Kind schon seine eigene Schwankung bei der Morgen- und Abendtemperatur.

Wir unterscheiden eine Kerntemperatur und eine periphere oder Hauttemperatur. Mit einem Fieberthermometer messen wir die Körperkerntemperatur, die angibt, ob wir erhöhte Temperatur oder Fieber haben. Die Kerntemperatur und die Hauttemperatur müssen nicht übereinstimmen, wir können uns kalt anfühlen und doch beginnendes Fieber haben.

Morgens, wenn wir im Bett wach werden, sind wir an der Peripherie (Haut, Hände und Füße) meistens angenehm warm, oft sogar wärmer als tagsüber. Die Körpertemperatur ist dann jedoch an ihrem tiefsten Punkt und im Allgemeinen etwas niedriger als am Abend. Im Laufe des Tages erhöht sich die Köpertemperatur, und am Abend sind wir, wenn wir gesund sind, bis um 0,5° C wärmer als morgens.

Während des Schlafs hat sich das Wachbewusstsein, das mit den Prozessen des oberen Pols zusammenhängt, aus dem Körper zurückgezogen. Daher bekommt der Wärmeprozess, der vom unteren Pol kommt, mehr Raum und kann sich bis zur Peripherie des Körpers ausbreiten. Der untere Pol der vertikalen Lemniskate kann sich einigermaßen nach oben ausbreiten.

Wenn wir wach sind, ist der obere Pol aktiv. Das ist für unsere Reaktionsfähigkeit, unsere Wahrnehmung und das (Denk-)Bewusstsein notwendig. Dadurch wird der Wärmeprozess mehr nach innen gedrängt, mehr im Körper zentriert. Die obere Seite der vertikalen Lemniskate schiebt die nach oben gezogene untere Schlaufe wieder an ihren Platz. Wenn wir lange wach bleiben und (zu) viel Arbeit mit unserem Denkbewusstsein verrichten, kühlen wir ab. Bei den meisten Menschen sinkt dann die periphere Hauttemperatur, und auf dem Körper entstehen kalte Stellen oder/und kalte Hände und Füße. Die obere Seite der vertikalen Lemniskate drängt sich zu weit nach unten – auf Kosten der unteren Seite.

Wenn wir die in Kapitel 2.1 beschriebenen drei Prozesse: Wahrnehmungsaktivität, Stoffwechselaktivität und rhythmische Aktivität betrachten, findet in der rhythmischen Abwechslung von Tag und Nacht immer eine Akzentverschiebung statt. Tagsüber dominiert der Wachprozess von Wahrnehmung und Denken. Nachts dominiert der Stoffwechselprozess, wobei Verdauung, Verarbeitung und Regeneration stattfinden.

Im Augenblick des Aufwachens, wenn unser Bewusstsein sich intensiver mit dem Körper verbindet, zieht die Wärme wieder stärker nach innen, wo sie sich zentralisiert. Und umgekehrt: Wenn das Bewusstsein zur Zeit des Einschlafens abnimmt, werden wir auf der Außenseite wärmer. Wir können mit Sicherheit bei kleinen, oft auch bei größeren Kindern oder bei Erwachsenen an ihren roten Ohren oder Wangen erkennen, dass sie schläfrig werden oder müde sind und das Wachbewusstsein sich allmählich vom physischen Körper löst.

Aus dem Bild der vertikalen Lemniskate wird vor allem die Rolle der Wärme deutlich. Die vertikale Lemniskate zeigt die Verbundenheit mit unserem physischen Körper. Unser Aufwachen und Einschlafen können wir damit vergleichen, dass wir unser Bewusstsein mit unserem Körper verbinden und ihn verlassen. Wenn wir uns bis in die Füße hinunter warm fühlen, kann unser Kopf das Tagesbewusstsein verlassen und wir können einschlafen, weil die Verbindung unseres Ich mit den Gliedmaßen sich gelöst hat.

Durch unseren Kopf wachen wir auf, und durch die Füße verlassen wir den Körper.

Wenn es abends nicht mehr gelingt, den Körper aus sich heraus warm zu bekommen, und das Kind nicht von selbst loslassen kann, hilft es, den Körper und vor allem die Füße mit äußeren Hilfsmitteln zu wärmen. Denn fast jeder Mensch braucht warme Füße zum Einschlafen.

2.4 Schlafen und Wachen als Teil der autonomen Regulierung

Der Begriff »autonome Regulierung« wird in der anthroposophischen Medizin verwendet. Es handelt sich um die Regulierung von Funktionen wie Herzschlag, Atem, Blutdruck, Durchwärmung, Durchblutung und Verdauung, also Funktionen, die ohne Bewusstsein gesteuert werden. Schlafen und Wachen und ihre Regulierung sind Teil dieser autonomen Regulierung.

Die Frage nach einer funktionierenden autonomen Regulierung könnte so formuliert werden: »Können wir tagsüber unseren eigenen Rhythmus so versorgen, dass wir ein Gleichgewicht zwischen beiden Polen schaffen?« Und auch: »Können wir nachts die kleinen Störungen ausreichend korrigieren, sodass wir unseren eigenen, gesunden, zu uns passenden Rhythmus finden?«*

Wenn diese rhythmische Abwechslung gestört ist, können Krankheiten entstehen (s. Teil 3).

* Autonome Regulierung ist etwas anderes als das autonome Nervensystem. Das Nervensystem des Menschen besteht, kurz gesagt, aus zwei Teilen, einerseits aus dem zentralen Nervensystem (Gehirn und Rückenmark) und andererseits aus dem peripheren Nervensystem. Das autonome Nervensystem ist seiner Anlage nach das älteste basale Regelsystem und Teil des peripheren Nervensystems. Es regelt das Ankurbeln oder Bremsen aller autonomen Prozesse wie Blutdruck, Verdauung, Wärme und Bewusstsein.
Das autonome Nervensystem gerät leicht aus dem Gleichgewicht, wenn unsere autonome Regulierung schwach ist.

Was oder wer lenkt die autonome Regulierung

In Kapitel 1.2 ging es um die Rolle des Rhythmus' und die dazugehörigen rhythmischen Prozesse wie Atmung und Kreislauf. Diese (rhythmischen) Prozesse werden von Organen wie Lunge und Herz versorgt.

Herz und Lunge haben eine »Organfunktion«; sie sorgen für den Blutkreislauf und die Atmung, doch sie haben auch eine Verbindung zu unserem Gefühlsbereich, zu unseren Emotionen.

In unserer Sprache gibt es viele Beispiele, in denen das sichtbar wird:

- mir fällt ein Stein vom Herzen
- ein Hasenherz haben
- herzlos sein
- Herzeleid
- seinem Herzen Luft machen
- das Herz auf der Zunge tragen
- warmherzig sein
- herzensgut sein
- aus vollem Herzen
- das Herz auf dem rechten Fleck haben

Das mittlere Gebiet mit seiner regulierenden Funktion zwischen Kopf und Stoffwechsel ist also sehr stark mit unserem Gefühl verbunden.

Wir können beispielsweise unser Gefühl mit anderen teilen oder wir können unsere Gefühle nicht oder nicht richtig aussprechen. Wenn wir unserem Gefühl in beispielsweise einem Wutanfall, einem Weinkrampf oder in ausgelassener Freude freien Lauf lassen, wird es nach außen gerichtet, offen »geäußert«.

Wenn wir den anderen in unsere Gefühlsäußerung einbeziehen, uns auf ihn einstellen, die Reaktion des anderen auf uns wirken lassen, können wir unser Ich-Bewusstsein einsetzen. Dann entsteht in dem Hin und Her der Gegenseitigkeit mit unserer Umgebung etwas Neues, eine geteilte und aufeinander abgestimmte Zusammengehörigkeit.

Mit unserem Gefühl umgehen oder es äußern, geschieht durch unser Ich, und wir entwickeln dadurch ein Ich-Bewusstsein. Jedes Mal, wenn wir aus unserem Ich heraus etwa abwägen, was wir vielleicht von einer Sache halten, und dabei unsere Beziehung zu einem Mitmenschen mit einbeziehen, vergrößern wir unser Ich-Bewusstsein. All diese Formen der Äußerung können in einer bestimmten Situation angebracht sein.

Die regulierende Funktion des mittleren Gebiets bestimmt, ob wir uns in unseren täglichen Aktivitäten rechtzeitig korrigieren können, sodass unser körperliches Wohlbefinden intakt bleibt. Unserem Ich-Bewusstsein kommt in diesem Prozess eine Hauptrolle zu. Dieses Ich-Bewusstsein entwickelt jeder Mensch zum Teil aus seinem Wachbewusstsein, indem er sich selbst reguliert. Teilweise entsteht es aber durch gute Gewohnheiten aus der Kindheit und Jugend.

Gewohnheiten

Gute Gewohnheiten lernt der Mensch von seinen Eltern. Die Eltern leben diese vor, indem sie beispielsweise:

- selbst über einen gesunden Tag-Nacht-Rhythmus verfügen;
- eine gesunde Tageseinteilung mit ruhigen und aktiven Momenten entwickelt haben;
- aufmerksam auf das sind, was sie gerade tun;
- gesunde und regelmäßige Essgewohnheiten entwickelt haben;
- gesunde Schlafgewohnheiten vorleben;
- mit genügendem Interesse und Freude im Leben stehen.

Kinder leben Gewohnheiten nach und verinnerlichen sie. Diese Gewohnheiten bilden die Grundlage für das ganze Leben. Jeder erkennt sich als Erwachsener doch selbst in Gewohnheiten seiner Eltern wieder, etwa in bestimmten Ausdrücken oder Bewegungen. Und nicht vergessen: Unsere schlechten Gewohnheiten übernehmen die Kinder ebenfalls.

Umgang mit Störenfrieden

Außerdem können Eltern ihrem Kind schon in sehr jungem Alter dabei helfen, mit äußeren oder inneren Störern ihres körperlichen Wohlbefindens umzugehen. Hunger, Durst, Kälte, Schmerzen, Langeweile, Gereiztheit sind Beispiele für Störungen. Das Kind kann von den Eltern lernen, wie man dem Abhilfe schafft. Hunger und Durst verlangen, dass man etwas isst oder trinkt. Langeweile braucht kein Essen, sondern Geduld und eine einladende Umgebung. Bei Kälte kann mehr Kleidung helfen, Schmerzen brauchen Trost oder eine warme Hand auf den Bauch. Gereiztheit braucht Rhythmus oder mehr Ruhe.

Bei sehr kleinen Kindern ist es oft schwierig, herauszufinden, wo es gerade fehlt. Da hilft vor allem Aufmerksamkeit auf die Körpersignale.

Ein wichtiger Baustein für das Leben des Kindes ist, wenn es gelernt hat, dass es sich selbst bei physischem Durcheinander helfen kann. Wenn Eltern sich darin verantwortlich erweisen, kann das Kind sich auf sie verlassen und sich mit seinem eigenen Körper und mit seinen Eltern verbinden. So kann ein Kind das Vertrauen entwickeln, dass körperliches Wohlbefinden und Heilung möglich sind.

Wenn ein Kind lernt, sich im Körperlichen und Seelischen gut zu regulieren, fördert dies seine Vitalität und seine Gesundheit. Anders gesagt: Es hat gelernt, sich autonom zu regulieren. Innerhalb der anthroposophischen Medizin gilt dies als einer der Grundpfeiler, die zu den Selbstheilungskräften des Menschen beitragen. Diese Kräfte hat jeder Mensch in sich, und sie kommen je nach Gewohnheitsentwicklung in der Kindheit oder je nach Veranlagung zum Tragen.

Die Beziehung zwischen autonomer Regulierung und Schlaf

Wir unterscheiden grundsätzlich zwei Arten von Schlafproblemen, das Einschlaf- und das Durchschlafproblem, und zwar hängt es davon ab, welcher Typ (Mensch) jemand ist. In Kapitel 2.1 wurden zwei Konstitutionstypen beschrieben, der »oberpolige« und der »unterpolige Typ«.

Wenn wir übrige Gesundheitsprobleme wie Schmerzen, Juckreiz, Erkältung und andere Ärgernisse beiseitelassen, beobachten wir, dass Menschen mit einer Neigung zum Oberpoligen eher Einschlafprobleme haben und die mit der Neigung zum Unterpoligen eher Durchschlafprobleme entwickeln.

Die Oberpol-Menschen können bei unzureichender Regulierungsfähigkeit Beschwerden entwickeln, die mit zu großer Anspannung zusammenhängen, oder damit, dass sie zu wach bleiben, im Sinnlichen überreizt sind, auf zu viele Dinge auf einmal achten. Die Folgen sind physische oder emotionale Erschöpfung und Frösteln. Der Rhythmus ist dann zwar gestört, doch die Ursache der Beschwerden liegt in übermäßiger Aktivität des oberen Pols und dem Fehlen der ausgleichenden Mitte.

Die Unterpol-Menschen entwickeln oft Beschwerden ganz anderer Art, wenn ihre Regulierungsfähigkeit versagt. Sie können tagsüber nur schwer wach werden, sind oft müde und träge. Da sie bei Tag sozusagen nur schlafend anwesend sind, können sie nachts nicht recht loslassen, wodurch der Schlaf nicht tief genug wird.

Die erste Gruppe braucht gleichsam eine zusätzliche Haut, sodass Reize sie nicht so treffen. Ihnen nützt eine kräftigere und tiefere Verbindung mit dem Stoffwechsel-Pol. Für ihre Vitalität tun ihnen oft auch unterstützende Maßnahmen gut (s. Kapitel 3).

Der zweiten Gruppe tut oft körperliche Bewegung gut, vor allem, wenn sie rhythmisch ausgeführt wird, sowie Anregung der Sinne durch Duft, Wahrnehmung und Geschmack. Diese Menschen müssen gerade durch eine tägliche Verbindung mit dem Körper aufgeweckt werden.

Schlaf schafft die Grundvoraussetzung für das rhythmische Gebiet, damit es sich von den Störungen durch das Tagesbewusstsein erholen kann. Das rhythmische Mittel-Gebiet können wir am besten erreichen, wenn das Wachbewusstsein weniger aktiv ist – also während des Schlafs.

Wenn das Schlafen nicht recht gelingt, kann alle autonome Unordnung des Tages nachts nur unzureichend wieder in Ordnung gebracht werden. Dadurch gerät das rhythmische System am Tag noch mehr in Unordnung. Dann sind Maßnahmen wichtig, die das Tagesbewusstsein in rhythmischer Abwechslung ansprechen.

Intermezzo: Die Nacht

Die Begriffe »Religion« und »religiöse Erziehung« erzeugen oft Assoziationen mit einem Teil der eigenen Kindheit und Jugend, von dem man sich vielleicht gerade verabschiedet hat. Mit »religiös« ist im nächsten Kapitel jedoch nicht gemeint, Mitglied in einer Glaubensgemeinschaft oder Kirche zu werden, sondern ein Leben, in dem nicht nur das irdische, sondern auch das nicht-irdische Dasein eine wichtige Rolle erfüllt.

Wir haben Marianne van Biert, Theologin und gut vertraut mit der Christengemeinschaft, gebeten, aus ihrer eigenen Erfahrung mit der Erziehung von Kindern etwas von den Möglichkeiten einer modernen religiösen Erziehung darzustellen. Lesen Sie ihre Darstellung also, wenn Sie nicht allergisch gegen das Wort Religion sind, oder überschlagen Sie es und lesen in Teil 3 weiter, wenn Sie Ihre Allergie nicht strapazieren wollen.

Wie die horizontale und die vertikale Lemniskate Ausdruck dafür sind, dass ein Mensch Angehöriger zweier Welten ist, kann ein Mensch sich dessen bewusst sein, dass er sowohl mit der irdischen als auch mit der geistigen Welt verbunden ist. Wir meinen, dass es für das Heranwachsen der Kinder sehr wichtig ist, dass gut für ihre religiöse Erziehung gesorgt wird. Es wird dazu beitragen, dass sie ein gutes Verhältnis zur Nacht bekommen.

2.5 Religiöse Erziehung

Beitrag von Marianne van Biert

Die Nacht am Tage

Der Mensch ist Bürger zweier Welten und gehört zugleich der Erde und dem Himmel an. Diese Anschauung finden wir in allen Religionen der Welt. Und es geht auch immer um diese beiden Welten, die etwas miteinander zu tun haben, aufeinander zugehen und sich offenbar im Menschen begegnen.

In unserem täglichen Leben drückt sich diese Beziehung dadurch aus, dass wir als Menschen abwechselnd wachen und schlafen, dass unser Leben sich im hellen Tageslicht abspielt, sichtbar ist und Konturen hat, doch auch in der Nacht, wo es zum größten Teil verborgen und dadurch sehr viel schwieriger zu fassen ist. Bis auf wenige helle oder schemenhafte Träume entgleitet es unseren Wahrnehmungen, unserem Bewusstsein. Und dennoch verbringen wir dort ein Drittel unseres Lebens. Es ist anscheinend auch wichtig für unsere Gesundheit, uns in dieser verborgenen Welt mit ausgeschaltetem Tagesbewusstsein aufzuhalten.

Heutzutage haben wir eine starke Trennung zwischen Tag und Nacht. Das war nicht immer so. Der Mensch lebte anfangs noch eher im Himmel, also in der Nacht, und hatte noch kein klares Bild und Bewusstsein von der Erde. Geistige Erscheinungen wie Engel und Naturwesen waren noch selbstverständlich. Seine Inspiration und sein Wissen verdankte er dem Himmel, nämlich der Weisheit, mit der eingeweihte Menschen das Leben auf der Erde lenkten. So sind alle großen Kulturen und Religionen auf der Erde entstanden. Dank dieser Himmelsweisheit aus der Nacht konnte der Mensch immer mehr Erdenbürger werden, konnte seinen Weg auf der Erde immer besser finden und durch selbstständiges Handeln und Denken das Leben auf der Erde auf seine Weise gestalten. Man könnte sagen: In der Menschheitsgeschichte wurde ein Weg von der Nacht zum Tag zurückgelegt.

In religiösen Überlieferungen wurden die Bilder aus der Nacht noch durch lange Zeit hindurch bewahrt und den Menschen als Nahrung für ihre verborgene, unbewusste Seite geschenkt. Schriften wie die Bibel, die Kalewala, die Edda und die Bhagavad Gita sind keine wissenschaftlichen Abhandlungen etwa über die Entstehung der Erde. Es sind bewegliche Schöpfungsbilder, die sich in den verborgenen Nachtmenschen einfügen, den wir noch immer in uns tragen. Doch der ist für uns immer weniger zu begreifen, da der Tag unser Denken beherrscht.

Die Trennung des Tag- und Nachtmenschen in uns ist heutzutage immer deutlicher geworden. Das hat Vor- und Nachteile. Dem Wachbewusstsein haben wir viel zu verdanken. Doch wir haben auch etwas verloren: Unser Zugang zur Inspiration der Nacht ist immer weniger selbstverständlich geworden.

Religion bedeutet wörtlich: wieder verbinden. In manchen Religionen sind Nachtbilder erhalten, die für uns eine Brücke zur Nacht schlagen. Religion, Spiritualität stellen eine Verbindung zwischen dem Tag- und dem Nachtmenschen in uns her. Anders gesagt, bringt Religion die Nacht in den Tag und kann in ihrer reinen Form Zugang zur Nacht finden, sodass der Mensch wieder ein Ganzes werden kann, Bürger zweier Welten.

Für das heranwachsende Kind ist von großer Bedeutung, dass neben der Tages-Erziehung auch Raum für das Hüten und Versorgen all dessen ist, was mit »der Nacht« zu tun hat.

Religiöse Erziehung: Nacht-Nahrung

Ein Blick auf die Entwicklungsgeschichte der Menschheit ist ein guter Leitfaden, wenn man die religiöse Entwicklung von Kindern betrachten will. Hier wiederholt sich nämlich in den verschiedenen Altersphasen die Menschheitsgeschichte. Daher braucht jede Phase eine andere Art der religiösen Erziehung.

Von der Geburt bis zum 7. Lebensjahr – Der Erzieher als Priester

Für uns Tagesmenschen ist das Kind in mehrfacher Hinsicht ein Geschenk des Himmels. Es hat den Himmel noch ganz um sich herum, es kommt unmittelbar aus der Nacht, die Engelwelt ist für das Kind noch selbstverständlich, auch wenn es nicht darüber sprechen kann. Es muss, wie einst die Menschheit, noch wach werden für die Welt und seinen Weg dort finden.

Es muss sich also der Körperlichkeit, seinem eigenen Körper, dem Dasein auf der Erde überlassen, mitten in der Menschengruppe, in die es geboren wurde. Als seine Eltern, die dies ja schon eine Weile mitmachen, sind wir für das kleine Kind das Tor zur Welt, wörtlich und im übertragenen Sinn, im Physischen und im Spirituellen.

In unserer Gegenwart, in der Verbindung mit uns, findet das kleine Kind Vertrauen und Halt auf der Erde. Wenn es ihm gelingt, den Himmel, den es gerade verlassen hat, auf der Erde zu finden, kann es eine sanfte Landung werden. (Rudolf Steiner spricht beim kleinen Kind von einer »selbstverständliche(n) leibliche(n) Religiosität«.)* Ein kleines Kind lebt in völliger Hingabe an seine Umgebung. Eine solche Hingabe finden wir nicht so bald wieder in einem Menschenleben. Dank dieser überwältigenden Hingabekraft kann es in den ersten drei Lebensjahren aus der Nachahmung heraus laufen, sprechen und denken lernen. Zum Glück helfen hohe geistige Wesen ihm dabei, und vielleicht auch unsere ausgestreckte Hand und unser felsenfestes Vertrauen, dass es dies durch Fallen und Aufstehen lernen wird.

Wenn das Kind sich vertrauensvoll der Erde hingibt, ist es notwendig, dass es auch erlebt, wie schön und gut es hier ist. Ein gesundes Kind bringt dies von Natur aus mit. Wichtig ist, dass dies

* GA 306, *Die pädagogische Praxis vom Gesichtspunkte geisteswissenschaftlicher Menschenerkenntnis.* Dornach 2010: »... im Kinde vor dem Zahnwechsel entwickelt ... die selbstverständliche leibliche Religiosität«.

nicht verletzt wird und dass die Himmelskräfte des Kindes geschützt werden. In dieser Phase sieht man sich vor dem Kind, wie Rudolf Steiner es formuliert, wie ein Priester vor einem Altar, und zwar einem umgekehrten Altar, wo wir nicht, wie in den Kirchen, den Göttern opfern, sondern etwas empfangen. Denn das Kind hat bisher im Göttlichen gelebt. Und das müssen wir schützen. Wir müssen also nicht nur dafür sorgen, dass unser Kind sich gut in unser Tun und Lassen einlebt, sondern ihm auch helfen, das Gute und Schöne rundum zu sehen und zu erleben.

Es geht in diesem »Priestertum« um die innere Haltung, mit der wir selbst im Leben stehen und die Welt ansehen. Das ist nämlich das Erste, was unser Kind an uns wahrnimmt, und es folgt uns dabei. Sein ganzes Dasein ist noch mit uns verbunden. Es blickt mit unseren Augen, und später macht es alles nach, was wir tun. Interesse und Erstaunen, Ehrfurcht und Dankbarkeit, Vertrauen und Ehrlichkeit sind eine Wohltat für das Kind, das jetzt seinen Weg auf der Erde sucht. Das Kind fordert uns nämlich dazu auf, den Nachtmenschen in uns selbst wachzurufen. Hinter die Dinge zu schauen, zu staunen über die doch gar nicht so selbstverständlichen Gaben, die uns hier auf der Erde umgeben, das Gute in uns zu finden und es an andere weiterzugeben. Wer ohne geistige Erziehung aufgewachsen ist oder sich aus irgendwelchen Gründen davon verabschiedet hat, kann jetzt die Gelegenheit wahrnehmen, zusammen mit dem kleinen Kind unbefangen zu schauen, den Himmel auf der Erde zu finden und das Religiöse wieder als verbindende Kraft zu erleben.

Dabei ist es eine Hilfe, mit den Augen des Kindes zu blicken. Das gelingt uns nämlich sehr leicht. Denken wir an die helle Begeisterung des kleinen Kindes, wenn es zum ersten Mal eine Kastanie findet. Eine solch unbefangene Freude wirkt ansteckend und erweckt in jedem Menschen die Kraft des Kindes, die er längst vergessen hatte. Die Natur selbst ist ein treues und wahrhaftiges Bild des unsichtbaren Himmels. Wenn wir genau hinschauen, können wir klug und ehrfürchtig zugleich werden. Den kritischen und wissenschaftlich orientierten Erwachsenen legen wir getrost eine

Weile ab. Wenn wir mit den Augen unseres Kindes blicken, sieht das Leben ein ganzes Stück besser aus. Dann erleben wir selbst die Nacht, den Himmel, der in der Welt verborgen ist. Kleine Rituale helfen uns, den Tag zu ordnen und die Augenblicke des Erstaunens zu stärken. Etwas, was wir gemeinsam tun und was sich täglich wiederholt, ein Spruch vor dem Essen und Einschlafen, haben starke Kraft. Gerade die Wiederholung des Gleichen zu einem bestimmten Zeitpunkt ist wichtig.

Wir denken bei Religion oft an komplizierte Gedanken und Überzeugungen, mit denen man einverstanden sein kann oder nicht und über die man sich streiten kann. Aber eigentlich ist Religion etwas, das wir einfach tun, und nicht etwas, das wir denken. Es gilt, einmal innezuhalten, sich Zeit zu nehmen, aufmerksam, ehrfurchtsvoll, dankbar zu sein: Wenn wir es nur denken, bewirkt es nichts, wir müssen es tun und ihm tagsüber Raum geben.

Vom 7. bis zum 14. Jahr – Der Erzieher als Künstler

Körperlich wird das Kind von seinem siebten Lebensjahr an weniger abhängig von seinen Eltern. Es geht zur Schule, begegnet anderen Menschen und wird mehr und mehr auch von anderen Menschen erzogen. Dennoch ist das Kind psychisch noch ganz abhängig von seiner Umgebung. Es ist inzwischen so weit, dass es selbst denken kann, denkt jedoch vor allem das, was von seiner Umgebung an es herankommt. Es ist noch nicht das selbstständige Denken; das beginnt erst in der Pubertät.

Es muss sich jetzt vor allem das aneignen, was es in Zukunft dafür braucht. In dieser Phase lernt das Kind, am Weltgeschehen teilzunehmen. Es lernt außer rechnen, lesen und schreiben die menschliche Geschichte kennen. Er lernt, wie die Welt früher ausgesehen hat und wie sie jetzt aussieht: in der Nähe und weit weg. So lernt es, seinen Weg auf der Erde selbstständig zu finden, und kann allmählich zum Erdenbürger werden. Und darum ging es. Der »Tag« wird allmählich zu seiner Realität, das Kind wird wacher. Heutzutage werden die Kinder sehr viel schneller wach als noch vor 10, 20 und 30 Jahren oder davor. Kinder sehen Nachrichten, sie werden schon früh nach ihrer Meinung gefragt, sie finden sehr schnell ihren Weg in den sozialen Medien.

Gerade jetzt ist es deshalb notwendig, den Himmel in unserem Kind zu bewahren und gut für die Nacht zu sorgen. Dann kann es im Schlaf wieder heimfinden und beim Aufwachen die wichtigen Botschaften mit in den Tag nehmen. Wir möchten, dass es die Sprache der Engel nicht verlernt (wie in Kapitel 1.6 beschrieben wurde). Der Nachtmensch im Kind braucht diese Sprache. Die Sprache der Bilder und Geschichten kann sich noch mit der Wirklichkeit der Nacht verbinden. Dazu eignen sich Bilder, die in Märchen, Legenden, Sagen, Mythen der verschiedenen Religionen überliefert sind. Denn diese Bilder stammen aus Zeiten, die dem Bewusstsein der Kinder in dieser Phase ihres Lebens nahe sind. Daher haben Kinder in diesem Alter auch noch keine Mühe mit diesen Bildern, während Erwachsene vielleicht darüber stolpern, weil sie mehr im Banne des Tagdenkens sind. Es geht also nicht um religiöse Überzeugungen, sondern um Bilder.

Wenn wir unseren Kindern in dieser Phase die Welt in Bildern beschreiben, können wir uns selbst als Künstler fühlen, der die Welt in immer wieder anderen Nuancen leicht und lebendig malt.

Ein gutes Bild ist beweglich, vielschichtig, wir können es von verschiedenen Seiten ansehen, wir können es in uns aufnehmen, und dann lebt es in uns und verbindet sich mit unserem Leben. Wir können uns mit anderen darüber unterhalten, das genaue Bild kann sich verändern und ist doch im Kern dasselbe. Bilder können zu einer Hilfe in verschiedenen Situationen werden, sie können aus dem Unbewussten heraufkommen und lebendig werden. Und sie sprechen wirklich zu uns. Gute Bilder haben Licht und Lebenskraft in sich. Das ist wohl der entscheidende Unterschied zu wissenschaftlichen Definitionen oder religiösen Dogmen. Die stammen mehr aus dem Denken, haben strenge Konturen und helfen dem Menschen dabei, einen Standpunkt einzunehmen. Doch für Kinder in diesem Alter ist es keine gesunde Kost. Bilder hingegen sprechen zur Seele, sie sind eine Wohltat für Kinder. Und auch das Kind im Erwachsenen kann interessiert zuhören und die Bildsprache als Nahrung erleben.

Gute und vielschichtige Bilder finden wir zum Beispiel in religiösen Überlieferungen, da sie aus Zeiten stammen, als der Mensch noch offen für die geistige Welt, für den Nachtmenschen in sich war. Diese Geschichten waren dem Menschen auf der Erde eine Hilfe. Die Erinnerung an seinen Auftrag auf der Erde gab ihm den Mut und die Kraft zum Durchhalten und dafür, seine Mission treu zu erfüllen. Doch die Geschichten zeigten auch, welche Gefahren und Fallstricke den Menschen auf der Erde erwarteten. Oder sie berichten von besonderen Menschen, die gut für die Welt waren und damit zum Vorbild für alle Menschen wurden. Solche Leitbilder finden wir nicht nur in kirchlichen Überlieferungen, sondern auch in wunderschönen Kinderbüchern. Gute Geschichten sind nicht an eine bestimmte Religion gebunden. Jede Kultur hat ihre eigenen.

In unserer Kultur dürfen Erzählungen aus der christlichen Kultur nicht fehlen. Das Universell-Menschliche der Geschichten von Jesus Christus in den Evangelien verbindet sich mit dem, was das Kind sich auf dem Weg zu seiner Menschwerdung vorgenommen hat. Liebe, Opferkraft, Gerechtigkeit, Tatkraft, Mut und Ehrlichkeit stehen in deren Mittelpunkt.

Abgesehen von den Geschichten ist auch für dieses Alter (wie für Religion überhaupt) der Rhythmus des Tages und Jahres eine große Hilfe: das Gebet oder der Spruch vor dem Schlafen und vor dem Essen, der Augenblick der Ruhe, an dem eine schöne Geschichte gelesen wird.

Alles, was wir zuverlässig rhythmisch einhalten, wirkt unbewusst für die Familie und für das Kind als eine tiefe Kraft. Das Erleben der Jahreszeiten und der dazugehörigen Feste bringt Freude und Ordnung in den Rhythmus des Jahres.

Nach dem 14. Jahr – Der Erzieher als Mensch

Dies ist vielleicht die schwierigste Phase der religiösen Erziehung. Doch es ist zugleich eine spannende und überraschende Phase. Wir sehen immer deutlicher, wer unser Kind ist, und das bedeutet zugleich, dass wir immer mehr zeigen müssen, wer wir selbst sind. Etwa ums 14. Jahr herum, bei manchen Kindern auch schon früher, verschwindet die selbstverständliche Offenheit zu uns als Eltern, zu anderen Menschen und auch zur geistigen Welt. Überall geht die Autorität verloren, wird zur Diskussion gestellt und angezweifelt, alles ist verrückt oder uninteressant oder man muss sich mit aller Kraft dagegen wehren. Insgesamt wird die Welt reizvoller – im Guten wie im Fragwürdigen.

Das Kind ist also angekommen in der Einsamkeit des Daseins auf der Erde. Erst jetzt ist es richtig auf der Welt. Während ein weinender Säugling und auch ein Kleinkind noch bei Eltern oder Versorgern Trost fand und liebevoll in den Arm genommen wurde, kann und muss ein Heranwachsender das alles jetzt ablehnen, um ganz bei sich auf der Erde anzukommen. Das ist einerseits ein schmerzlicher Prozess, andererseits freuen wir uns über die nun frei werdende Kraft, auch wenn die nicht immer auf erquickliche Art eingesetzt wird. Allerdings ist es die Kraft, die das Kind später braucht, wenn es in die wirkliche Welt hineinkommt. Deshalb ist diese Vorbereitungszeit sehr aufregend und wichtig.

Aber was ist dann »Nacht-Erziehung« in diesem Stadium? Mit Märchen werden wir kaum Erfolg haben, und unsere Ansichten und Wertvorstellungen sind jetzt auch nicht mehr gefragt. Es kommt zu einem generellen Umbruch, was erst mal auch Abbruch bedeuten kann.

In dieser Zeit übernimmt unser Kind unsere eigenen Wahrheiten nicht mehr selbstverständlich. Die Zeiten sind vorbei. Der junge Mensch kann jetzt eine ganze Menge: selbst denken, selbst fühlen, viele Dinge selbst tun und entscheiden. Alles völlig selbstständig, wie es sich gehört. Dennoch ist die Rolle der Erzieher und Lehrer noch sehr wichtig. Der Heranwachsende kann recht gut mit seinem

Körper und mit seiner Seele umgehen, und seine Geisteskräfte sind beachtlich. Doch seine selbstständige Verbindung mit der geistigen Welt wird erst um das 21. Lebensjahr herum geboren. In der Anthroposophie sprechen wir dann von dem Ich. Das ist etwas anderes als das Ego, das zum Tagesmenschen gehört.*

Das Ich, das mit 21 Jahren geboren wird, steht in Verbindung mit dem höheren Ich, das in der Sphäre der Engel lebt. In der Nacht steht es auch in Verbindung mit dem Menschheits-Ich, das alle Menschen verbindet. Das Menschen-Ich kam einst in Jesus Christus auf die Erde. Da konnten in diesem Menschen der Tagesmensch und der Nachtmensch ganz zusammenfallen.

Erst wenn dieses Ich mit 21 Jahren geboren wird, kann der Mensch lernen, seinen Weg auf der Erde in voller Verantwortung zu gehen. In der Pubertät wird langsam deutlicher, mit welchen Idealen, Zielen, welchem Enthusiasmus unser Kind auf die Erde gekommen ist. Es weiß, was es wirklich will, wofür sein Herz sich erwärmt. Der Weg voller Möglichkeiten wird allmählich schmaler, wird, je nach den Interessen und Fähigkeiten, spezifischer. Kein Mensch ist glücklicher als derjenige, der fühlt, dass sein Weg auf der Erde, die Aufgabe, die er ausführt, die Menschen und Umstände, denen er begegnet, mit dem übereinstimmen, was er sich in der geistigen Welt vorgenommen hat. Auch wenn es ein schwieriger Weg ist.

Diesen Weg zu finden ist heutzutage nicht immer leicht. Vielleicht, weil unsere Kinder so schnell in die Tag-Welt hineingezogen werden. Unser Ziel und unsere Absichten finden wir vor allem in

* Im anthroposophischen Sprachgebrauch werden verschiedene Termini für das Ich verwendet. Das alltägliche Ich kann man die Persönlichkeit nennen. Es ist das, was der Mensch aus seinen Eigenschaften, seinen Fähigkeiten und Unfähigkeiten gemacht hat. Das ICH ist Teil seines ewigen Wesens, sein höheres Ich. Es ist der Teil, der auf der Erde nach besten Kräften Entscheidungen trifft und Regie führt. Mit dem Selbst oder Ego wird der Teil der Persönlichkeit bezeichnet, der (noch) nicht unter die Regie des Ich fällt. Es hat egoistische Eigenschaften.

der Nacht, um sie daraufhin wieder auf der Erde finden zu können. Wenn die beiden Welten zu sehr auseinanderklaffen, ist es sehr schwierig, sich selbst am richtigen Ort, im richtigen Umfeld zu finden. Die Welt ist verhärtet, und der Weg zum Himmel ist durch dichte Nebelschleier versperrt. Vielleicht können junge Menschen dadurch ihren richtigen Weg nur sehr mühsam oder eine ganze Zeit lang gar nicht mehr finden.

Was können wir als religiöse Erzieher tun? Für unser Kleinkind und unser Vorschulkind waren wir ein Priester der Welt, für das Schulkind ein Maler von Bildern, ein Künstler. Und was sind wir für die Jugendlichen auf dem Weg zum Erwachsensein? Ich möchte sagen: ein echter, authentischer, somit auch fehlbarer Mensch, der bemüht ist, für seine Ideale, seine Träume einzustehen, der versucht, diesen trotz aller Widerstände und Rückschläge treu zu bleiben.

Diese Ideale können wir nicht mehr an unser Kind weitergeben, doch wir können sie vorleben. Wir können zeigen, dass es uns ernst damit ist, dass es etwas gibt, für das wir stehen, und dass dadurch auch etwas in der Welt entsteht, selbst wenn es nicht gerade die bedeutenden Dinge sind. Dass wir bereit sind, dafür Opfer zu bringen, weil wir glauben, dass die Welt dadurch besser wird. Es handelt sich also nicht um unsere Karriere, unsere Position in der Gesellschaft oder den Betrag auf unserem Konto. Es kann alles Mögliche sein, wenn es nur ehrlich und freilassend ist. Die Zeiten sind vorbei, in denen wir anderen unsere Überzeugungen – seien es kirchliche, idealistische oder wissenschaftliche – aufzwingen. Es geht in dieser Phase in erster Linie auch nicht um den Inhalt, sondern um Bereitschaft und Treue. Natürlich kann man über Inhalte sprechen, manche Jungen und Mädchen in diesem Alter sind sehr offen für ein echtes Gespräch; meistens sind das Denkertypen, die so ihren Weg in die Welt finden wollen. Andere ziehen sich eine Zeit lang von allem zurück. Nahrung können sie eigentlich noch immer gebrauchen. Sie wollen lediglich selbst entscheiden, ob sie die zu sich nehmen wollen. Wichtig ist, dass ein Kind in dem Alter die Freiheit erlebt, seine eigene Wahl im Religiösen zu treffen. Aufgezwungene Lebensansichten werden nicht akzeptiert, vorgelebte sehr wohl. Auch wenn unser Kind sich davon absetzt, so ist das Bild, das wir ihm vorleben, ein Leuchtfeuer, Hilfe, die ihm später nützen wird. Und dieses Leuchtfeuer brauchen Heranwachsende, denn das Ich ist noch nicht verfügbar, und sie sind ohne Halt ihren Emotionen und Verführungen ausgeliefert, die von innen und von außen auf sie zukommen.

Davor können wir sie nicht schützen, aber wir können neben ihnen stehen, mit ihnen im Gespräch bleiben und alles, was an Kräften – Leistungskraft, aber auch Verwirrungen – losbricht, mittragen. Wir können noch immer ein Leuchtturm sein, indem wir unsere eigene Würde behalten. Verstehen, Anteil nehmen, Grenzen setzen sind in dieser turbulenten Phase notwendig. Doch vor allem geht es um Authentizität. Es hilft auch sehr, wenn wir selbst das Vertrauen in die Nacht, in den Weg des inneren Menschen am Leben erhalten und pflegen. Wenn wir das Kind in unserem Gebet vor dem Einschlafen seinem Engel anvertrauen, stellen wir eine Verbindung her, die über allen Streit und alle Mühe reicht und dem Engel die Möglichkeit gibt, mitzuhelfen.

Religiöse Erziehung

Es wirkt nach zwei Seiten hin

Der Erzieher als Priester, als Künstler, als Mensch – so können wir den Weg der religiösen Erziehung als Bild vor uns sehen. In allen Phasen gilt: Wir müssen bei der Erziehung selbst mit ganzem Herzen beteiligt sein. Denn es geht in allen drei Phasen um unsere eigene innere Haltung. Es ist unsere eigene Verbindung mit der Nacht, mit dem Nachtmenschen, dem Kind in uns, könnte man sagen, das Kraft und Brennstoff für diesen Erziehungsweg liefert.

Damit ist die religiöse Erziehung unseres Kindes zugleich ein Appell an unsere eigene religiöse Ernährung und Erziehung. Das macht das Ganze schwierig. Eltern haben in unserer Zeit ohnehin eine beträchtliche Aufgabe darin, ihre Pflichten innerhalb und außerhalb des Hauses miteinander zu kombinieren. Für die religiöse Seite der Erziehung scheint keine Zeit übrig. Doch es ist auch eine Chance. Überall in unserer Gesellschaft leiden die Menschen unter dem Druck und dem Stress des Lebens. Und so müssen Achtsamkeit, Yoga, Meditation und eine ganze Reihe anderer Kurse Rettung in diese überforderte Gesellschaft bringen. Es kostet Zeit, doch es bringt uns auch etwas. Unser Kind und damit uns selbst religiös zu erziehen, kostet Zeit, aber schenkt auch viel. Es ist eine Anstrengung, die uns ernährt, die uns Spannkraft, Mut und Vertrauen schenkt und das Kind mit Zukunftskraft versorgt, einer guten Verbindung mit der immer anwesenden Kraft der Nacht.

Teil 3

Schlafprobleme und wie man mit ihnen umgeht

Im dritten Teil dieses Buches wollen wir beschreiben, was einem guten Schlaf im Wege stehen kann, welches die Folgen davon sind und was man dagegen tun kann.

3.1 Parasomnien

Manchmal ist der Schlaf eines Kindes ganz auffällig durch Aktivitäten gestört, die es unbewusst, ganz automatisch ausführt:

- Nachtängste
- Schlafwandeln
- Reden im Schlaf
- Zähneknirschen
- Bummern, hämmern
- Restless Legs, Zuckende Beine

- Bettnässen
- Albträume

Bei diesen eigenartigen Schlaferscheinungen handelt es sich nicht um eine Krankheit. Sie können bei kerngesunden Kindern auftauchen. Wir werden sowohl die Erscheinungen selbst, die Umstände, durch die sie gefördert werden können, als auch die Möglichkeiten besprechen, wie man mit ihnen umgehen kann.

Nachtängste (Night Terrors, Pavor Nocturnus)
Nachtängste kommen am häufigsten bei Kindern im Vorschulalter vor. Charakteristisch ist ein vierjähriges Kind, das am Anfang oder mitten in der Nacht schreiend aufwacht. Wenn einer der alarmierten Eltern, oft die Mutter, herbeieilt, sieht sie ein Kind mit weit aufgerissenen Angstaugen im Bett sitzen. Das Kind selbst sieht jedoch nichts. Zumindest erkennt es seine Mutter nicht und lässt sich von ihrer Stimme auch nicht beruhigen. Es stößt sogar die Mutter von sich, wenn sie versucht, es zu trösten. Der Anblick ist furchterregend, und zudem stößt das Kind Geräusche aus, als würde es Schreckliches erleben. Das Ganze ist nach 1–5 Minuten vorbei; das Kind fällt in tiefen Schlaf und die Mutter deckt es wieder zu. Zurück im eigenen Bett, kann sie nicht mehr einschlafen. Sie fragt sich, ob etwas passiert ist, ob ihr Kind krank wird.

Am nächsten Morgen weiß das Kind nichts mehr davon, es hat herrlich geschlafen. In der nächsten Nacht aber wiederholt sich die Szene, manchmal ein paar Nächte nacheinander, manchmal jedoch ist es eine ganze Woche lang ruhig, es ist kein Muster zu entdecken.

Was man wissen sollte: Nachtangst kommt recht häufig vor, manchmal bei mehreren Kindern einer Familie. Offensichtlich gibt es einen Erbfaktor. Etwa 3 Prozent aller Kinder haben eine Zeit lang

Nachtangst. Mit etwa 6 Jahren hört es meist auf. Nicht zufällig ist dies die Zeit der Schulreife. Nachtängste haben keine Folgen für die Entwicklung.*

Behandlung: Wecken hilft nicht und gelingt übrigens auch meist gar nicht. Wir müssen nur dafür sorgen, dass das Kind sich nicht verletzt, wir müssen es sich »austoben« lassen. Effektiv ist oft ein anthroposophisches Heilmittel (s. Kapitel 3.6). Reguläre Mittel sind nicht notwendig.

Schlafwandeln

Das Schlafwandeln führt uns deutlich vor Augen, dass es zwischen Ich und Seele einen Unterschied gibt. Ein Kind, das schlafwandelt, tut Dinge, die es im Wachzustand auch tun könnte.

Es hat die Augen geöffnet, läuft auf dem Weg zur Toilette die Treppe hinunter. Erst wenn wir sehen, dass es gerade dabei ist, in den Papierkorb zu pinkeln, merken wir, dass etwas Eigenartiges los ist.

Vielleicht gehen wir zu ihm, um ihm zu erklären, dass wir das nicht für eine gute Idee halten. Das Kind reagiert nicht, geht zurück ins Bett und schläft ruhig weiter. Am nächsten Morgen schämt es sich, wenn es damit konfrontiert wird. Wir können uns kaum vorstellen, dass es sich nicht mehr daran erinnert.

Schlafwandeln zeigt, dass ein Kind bis zu einem gewissen Grad automatisch sinnvolle Dinge tun kann. Die Seele ist voller eingeschliffener Muster, die automatisch ausgeführt werden. Und offenkundig gibt es Situationen, in denen ein Mensch (auch Erwachsene) nur bis zu einem bestimmten Grad aufwacht: bis zum Niveau der Seele mit ihren Automatismen. Doch es fällt auf, dass die sinnvol-

* Nachtangst tritt aus dem tiefen, traumlosen Schlaf auf, also nicht aus der REM-Phase. Das Kind hat also höchstwahrscheinlich nicht geträumt. Ein Albtraum ist etwas ganz anderes als Nachtangst.

len Interaktionen mit der Umgebung und die Selbstreflexion fehlen. Das sind Ich-Funktionen, während das Ich bleibt im Schlaf bleibt.*

Was man wissen sollte: Schlafwandeln kommt häufig vor, gelegentlich bei einem von drei Kindern, regelmäßig bei einem von dreißig Kindern. Dabei spielt offensichtlich die Konstitution eine Rolle, da in einer Familie oft mehrere Personen mit Schlafwandeln bekannt sind. Unter Nachtangst leiden Kindergartenkinder, Schlafwandeln kommt erst bei Schulkindern vor. Bei manchen Kindern geht Nachtangst in Schlafwandeln über. Und das geht manchmal bis ins Erwachsenenalter weiter. Nachtangst ist ein Phänomen des Tiefschlafs, Schlafwandeln eines des Wachwerdens 60–90 Minuten nach dem Einschlafen, also nach der ersten Schlafphase. In einer solchen Nacht ist es dann meistens vorbei, der Rest des Nachtschlafs verläuft ruhig.

Schlafwandelnde Kinder sind relativ gut zu lenken, zwar nicht mit Logik, aber mit Dingen, die wir in anderen Fällen auch tun oder sagen würden. Wir können sie zurück ins Bett begleiten. Wir können unser Kind auch wecken, viel leichter übrigens als bei Nachtangst. Doch es ist nicht notwendig. Wir können dem Kind die Überraschung ersparen.

Es ist manchmal kein Spaß, was Schlafwandler so anstellen. Sie können im Schlafanzug durch die Tür wandern und in durchaus gefährlichen Situationen landen.

* Die Funktionen der Seele können wir als Denken, Fühlen und Wollen bezeichnen. Jeder Mensch bildet während seines Lebens, vor allem in seiner Jugend, zahlreiche Automatismen, Reflexe und komplexe reflexmäßige Reaktionen in seiner Seele aus. Dadurch müssen wir nicht bei jedem Schritt nachdenken, nicht jedes Mal wieder herausfinden, was wir von einer Sache halten, und unsere Meinung nicht jedes Mal neu herausfinden. Zugleich entwickelt ein Kind in seiner Jugend auch die Fähigkeit, sich von seinen Automatismen zu distanzieren. Die Fähigkeit kann es erwerben, weil es ein Ich ist. Die Ich-Funktionen entwickeln sich im Laufe des Lebens in den Augenblicken, in denen das Ich die Regie über die automatischen Funktionen und Verrichtungen der Seele übernimmt.

Behandlung: Im Prinzip brauchen wir nichts zu tun außer den Maßnahmen, die einen guten Schlaf und einen Tag in guter Wachheit fördern. Auslösende Faktoren sind Übermüdung und ein Übermaß an Eindrücken. Anthroposophische bzw. homöopathische Mittel kommen infrage (dazu Kapitel 3.6).

Reden im Schlaf

Fast alle Menschen stoßen Töne im Schlaf aus. Oft sind es einzelne Silben oder Wörter, manchmal unzusammenhängende Geschichten. Das Reden im Schlaf nimmt mit zunehmendem Alter ab. Etwa die Hälfte aller Kinder reden im Schlaf. Das Sprechen ist Teil eines Traums, aber nicht eines charakteristischen Traumschlafs, des REM-Schlafs. Am häufigsten erscheint es, wie auch die beiden vorigen Parasomnien, in den frühen Nachtstunden. Es ist die Phase, in der sich die Träume vor allem auf den vorigen Tag beziehen. Daher verstehen wir, dass es vor allem emotionale Ausrufe sind, wie »lass das« und »hör auf«.

Was man wissen sollte: Nach einem aufregenden, emotionalen Tag reden Kinder mehr im Schlaf als nach einem normalen, unauffälligen Tag. Am nächsten Morgen wissen sie nichts mehr davon.

Behandlung: Wir helfen unserem Kind, wenn wir dafür sorgen, den Übergang in die Nacht in großer Ruhe zu finden. Wenn wir uns ein bisschen über den Tag unterhalten, danach ein paar beruhigende Worte und ein vertrautes Ritual, kann es friedlich wegdämmern. Wenn das Kind ganz schnell in den Schlaf fällt, kann es sein, dass die Erlebnisse des Tages seine Nacht stören.

Wenn wir dabei sind, wenn wir unser Kind im Schlaf reden hören, ist es keine Hilfe, darauf zu reagieren. Es würde dadurch nur länger dauern. Denn es ist ein Automatismus und kein wechselseitiges Gespräch. Das Ich ist nicht einbezogen.

Medikation ist nicht nötig. Vielleicht sollte man kurz nachfragen, ob in der Schule, zu Hause oder beim Sport etwas Besonderes vorgefallen ist, wodurch man die Angespanntheit erklären kann.

Zähneknirschen

Auch Zähneknirschen kommt bei Kindern häufig vor; meistens in der Schulzeit. In der Pubertät kann es heftige Formen annehmen, und einige Erwachsene ruinieren ihr Gebiss damit. Die Kaumuskeln, die beim Zähneknirschen unbewusst angespannt werden, sind enorm stark. Der Zahnschmelz der Backenzähne hält dem nicht stand. Chronische Zähneknirscher haben stark entwickelte Kaumuskeln. Sie wachen oft mit Schmerzen im Nacken und in den Kaumuskeln und mit Kopfschmerzen auf.

Was man wissen sollte: Zähneknirschen ist immer ein Symptom für Angespanntheit. Wenn jemand vor lauter Anspannung mit den Zähnen knirscht, kann es ernsthafte Formen annehmen. Stressempfindlichkeit ist häufig konstitutionsbedingt. Daher ist es nicht erstaunlich, dass auch Zähneknirschen bedingt vererbt wird.

Das Kind knirscht nicht die ganze Nacht hindurch mit den Zähnen, sondern phasenweise. Nicht im Tiefschlaf, nicht im Traumschlaf, sondern gerade in den Phasen des leichten Schlafs. Es weiß nichts davon und wacht auch von dem schauerlichen Geräusch nicht auf.

Behandlung: Zähneknirschen ist nicht harmlos, die Ursache muss herausgefunden und die Schwäche behoben werden. Um die Beschwerden einzuschränken, kann der Zahnarzt eine Art Zahnschiene verschreiben, die nachts auf den Zähnen angebracht wird. Die Ursache muss natürlich nicht in der Nacht, sondern am Tag gesucht werden. Wodurch entsteht im Leben des Kindes eine Anspannung, die es am Tag nicht lösen kann?

Wenn eine deutliche konstitutionelle Komponente festzustellen ist, wenn beispielsweise Eltern ebenfalls mit den Zähnen knirschen oder wenn das Kind von früh an oft mit Muskelspannung reagiert, ist das ein Anhaltspunkt für eine Therapie oder eine Medikation zur Entspannungshilfe. Hier kommen anthroposophische Therapien infrage (s. Kapitel 3.7). Wenn diese nicht verfügbar sind, gibt es andere Behandlungen, die gegen Anspannung helfen. Psychotherapie wie beispielsweise Gespräche, die zu Erkenntnissen führen wollen, halten wir bei Schulkindern für weniger geeignet. Die Neigung vieler Eltern, zu verbalisieren und zu erklären, spricht das Bewusstsein an. Bei kleinen Kindern hilft das nicht. Bei älteren Kindern etwa ab dem 10. Lebensjahr kann es manchmal helfen, dem Kind zu erklären, was unserer Meinung nach dahintersteckt. Verhaltenstherapie und Spieltherapie können auch erfolgreich sein.

Wenn das Kind in der Schule überfordert ist, muss man das natürlich in Angriff nehmen. Wenn das nicht geschieht, ist die Therapie bestenfalls nutzlos und schlimmstenfalls kontraproduktiv.

Schlagen, Schütteln (Jactatio capitis)
Im Laufe des ersten Lebensjahres kommt es während des Einschlafens oft zur Jactatio capitis. Das ist oft ein Schütteln oder Schlagen des Kopfes, aber auch des ganzen Körpers, oftmals begleitet von Geräuschen. Wir beobachten es in der Phase des Eindämmerns und des leichten Schlafs. In einer tieferen Schlafphase verschwindet es wieder. Später in der Nacht, wenn das Kind wieder in eine Phase des Leichtschlafs kommt, nimmt es das Schlagen vielleicht wieder auf. Bei den meisten Kindern verschwindet es im Kindergartenalter, doch es kann bis ins Erwachsenenalter andauern.

Was man wissen sollte: Es ist ein harmloses Phänomen. Die Gesundheit leidet nicht darunter, zumindest, wenn das Kind sich nicht selbst verletzt, indem es etwa gegen die Wand schlägt und sich blaue Flecken holt. Für den Schlaf ändert sich nichts. Die Familie leidet oft mehr darunter. Die »Ursache« ist darin zu suchen, dass das Kind den Rausch der rhythmischen Bewegung braucht, um gut einzuschlafen. Deshalb erleben wir das Jactatio capitis auch öfter bei nervösen und reizbaren Kindern. Es ist bekannt, dass rhythmische Bewegungen wie Wiegen und Schaukeln dem Kind beim Einschlafen helfen, wenn es etwas verstört oder unruhig ist.

Behandlung: Genau wie das Zähneknirschen wird das Schlagen oft stärker, wenn das Kind gerade eine anstrengende Zeit durchmacht. Im Prinzip ist daher auch keine Behandlung nötig, doch ist es natürlich gut, Anspannungen im Leben des Kindes im Auge zu behalten. Verbieten, Strafen oder Festhalten sind sinnlos. Wenn das Kind älter ist und es selbst gern davon erlöst werden möchte, kann ein Belohnungssystem helfen. Das Prinzip eines solchen Systems ist darin zu suchen, dass es Freude macht, eine festgefahrene Gewohnheit zu ändern, weil eine Belohnung wartet. Es gelingt oft leichter, wenn das Kind in einem fremden Bett bei Freunden übernachtet.

Restless-Legs-Syndrom

Ruhelose Beine sind vor allem bei Erwachsenen bekannt, doch wir beobachten sie auch bei Kindern. Die können es aber meist erst mit etwa acht Jahren erzählen. Es kann sein, dass die Beine beim Einschlafen unangenehm brennen oder stechen. Mitten in der Nacht scheinen die Beine sich selbstständig zu machen, sie bewegen sich heftig, rüttelnd und unruhig. Oft schläft das Kind weiter, es kann aber auch davon aufwachen. Restless Legs ist eine Krankheit, die, wie auch die anderen Parasomnien, häufig in ganzen Familien zu beobachten sind. Es handelt sich offenbar um einen Erbfaktor.

Was man wissen sollte: Unruhe am Tag führt bei Kindern, die empfänglich dafür sind, zu Unruhe in der Nacht. Restless Legs erscheinen im leichten Schlaf, beim Einschlafen oder sogar am Tag, wenn das Kind zur Ruhe kommt. Das Phänomen bedeutet hier – wie auch bei den anderen unwillkürlichen nächtlichen Bewegungen –

dass der Bewegungsmechanismus sich nicht ganz vom Bewusstsein gelöst hat, sondern nur teilweise eingeschlafen ist. Irgendetwas hakt sozusagen noch. Die ideale Prävention ist: ruhig und vollständig einschlafen. Erreichbar ist dies mit allgemeinen hygienischen Maßnahmen, die wir in Kapitel 3.4 beschreiben.

Behandlung: Am wichtigsten ist es, die normalen hygienischen Maßnahmen zu wählen, die zu einem gesunden Schlaf-Wach-Rhythmus gehören. Wenn das Kind nachts von diesen Beschwerden wach wird, hilft es, die Beine mit Kupfersalbe oder Lavendelöl einzureiben. Conchae, ein anthroposophisches Heilmittel, das aus Austernschale hergestellt ist, kann vor dem Zubettgehen verabreicht werden. Es vertieft den Schlaf und hilft oft gut (s. Kapitel 3.6).

Bettnässen

Bettnässen und seine Behandlung würden hier zu weit führen. Die Ursachen sind so divers und die Behandlung daher so unterschiedlich, dass eine kurze Beschreibung diesem Thema nicht gerecht werden würde. Doch gehört Bettnässen zu den Ursachen vieler Durchschlafprobleme bei Kindern. Nachts nass zu werden heißt, dass die unbewusste Weckfunktion des Urinierens nicht gut arbeitet. Das ist bei allen Säuglingen und Kleinkindern die normale Situation. Die meisten Kinder sind tagsüber mit drei Jahren und nachts mit vier Jahren trocken. Wenn die nächtliche Sauberkeit mit sechs Jahren noch nicht erreicht ist, sollte man den Hausarzt oder den Kinderarzt zu Rate ziehen.

Albträume

Fast alle Kinder haben gelegentlich einen Albtraum. Träume gehören in die Traumphase des Schlafs, zum REM-Schlaf (s. Kapitel 1.3 über REM-Schlaf und Non-REM-Schlaf). In den Träumen verarbeiten Kinder die Ereignisse des Tages. Wenn vor kurzer oder längerer Zeit etwas Unangenehmes passiert ist, kann das in einer absonderlichen, beängstigenden, schauerlichen Art im Traum zurückkehren. Später in der Nacht geschieht es eher, dass man nach einem solchen Traum kurz aufwacht, als früher in der Nacht.

Ein Kind, das nach einem bösen Albtraum wach wird, weiß genau, dass es geträumt hat, kann sich der beängstigenden Atmosphäre aber nicht entziehen. Die Atmosphäre und manchmal auch die Bilder können noch tagelang präsent bleiben.

Was man wissen sollte: Es ist nicht hilfreich, den Inhalt eines solchen Traums wörtlich zu nehmen oder als Vorhersage zu verstehen. Doch sollte man sich darüber klar sein, dass ein Kind, das immer wieder Albträume hat, tagsüber mehr mitbekommt, als es verarbeiten kann. Häufig tauchen Albträume bei Kindern in der zweiten Hälfte der Kindergartenzeit auf. Mit etwa neun Jahren sind sie meistens verschwunden oder zumindest seltener geworden. Manche Kinder bekommen Albträume, wenn sie zu warm schlafen oder in einer »falschen« Haltung liegen: beispielsweise auf der linken Seite oder auf einem »eingeschlafenen« Arm oder Bein.

Behandlung: Wenn unser Kind in eine Phase mit einer Fülle von Albträumen kommt, müssen wir als Eltern nachforschen, ob es irgendwie in Bedrängnis geraten ist. Wenn unser Kind schlecht geträumt hat, lassen wir gern unsere Prinzipien fallen und nehmen es zu uns ins Bett. Wenn das nur ein paarmal geschieht, ist das in Ordnung. Wenn das Kind aber dahinterkommt, dass es mit einem gemurmelten »Ich hab schlecht geträumt« ein gemütliches Plätzchen im Bett der Eltern bekommt, ist es Zeit für andere Maßnahmen.

Die Behandlung von Albträumen möchte erreichen, dass der Tag des Kindes »verdaulich« ist. Für Medikation ist hier kein Raum.

3.2 Verborgene medizinische Probleme

Wenn ein Kind krank ist und während dieser Zeit nicht gut schläft, ist der Zusammenhang meist klar. Nur selten steckt eine verborgene medizinische Ursache dahinter. Wir nennen einige Beispiele, ohne sie weiter auszuführen. Vielleicht erkennt der Leser dabei das eine oder andere wieder. Dann ist es sinnvoll, den Hausarzt oder Kinderarzt aufzusuchen.

- *Ohrenentzündung bei kleinen Kindern.* Charakteristisch ist der Schmerz, der beim Hinlegen auftritt und beim Aufnehmen verschwindet. Doch wenn das Kind sehr müde ist und sofort einschläft, merken wir es nicht so schnell. Nach dem ersten Tiefschlaf, nach 1–1,5 Stunden, wacht es weinend auf.
- *Harnwegsinfektion.* Hier gilt etwa dasselbe. Wir haben tagsüber vielleicht schon länger gemerkt, dass das Kind Schmerzen beim Wasserlassen hat und oft nur wenig Urin ausscheidet. Doch gelegentlich gibt es tagsüber keine Beschwerden. Im Zweifelsfall vorsorglich den Urin prüfen lassen.
- *Reflux.* Alle Säuglinge haben Reflux. Das bedeutet, dass Nahrung vom Magen zurück in die Speiseröhre fließt. Manche Säuglinge leiden darunter. Dann kann eine Behandlung helfen. Doch die Angelegenheit ist kompliziert. Bei unruhigen Säuglingen wird oft der Reflux als Ursache angenommen. Die Eltern werden auch unruhig und wagen nicht mehr, ihr Kind auf den Rücken zu legen. Die Unruhe verstärkt den Reflux oder verursacht ihn sogar. Dann hat das Kind zwei Schlafprobleme: den Reflux und die Unruhe rundum. In dem Fall kann der Teufelskreis aufgehoben werden, wenn die Eltern wieder die Regie übernehmen und Vertrauen ausstrahlen.
- *Nahrungsmittelintoleranz.* Im Großen und Ganzen gilt hier dasselbe wie beim Reflux. Rhythmusprobleme verursachen eine schlechte Verdauung. Das zeigt auffallende Ähnlichkeiten mit einer Unverträglichkeit für bestimmte Nahrungsmittel. Herumexperimentieren mit verschiedenen Nahrungsmitteln verstärkt

die Unruhe. Dann schließt sich der Teufelskreis. Doch manche Kinder vertragen wirklich keine Kuhmilch (oder ein anderes Eiweiß). Dann ist strenge Diät eine gute Lösung.

- *Epilepsie.* Bei einigen Arten von Epilepsie treten die Anfälle nur nachts auf. Oft geschieht das ungefähr beim Aufwachen oder gerade kurz nach dem Einschlafen. Wenn wir einen solchen Anfall bemerken, werden wir ihn vermutlich ohne Zweifel als solchen erkennen. Wenn wir ihn nicht sehen, sondern es andere Gründe gibt, an Epilepsie zu denken (Familie, Hirnverletzung), ist es gut, den Arzt zu konsultieren. Vielleicht ist eine Untersuchung angesagt.
- *Körperliches Unwohlsein.* Gegen Morgen kühlen einige Kinder ab und wachen dadurch auf. Oder sie wachen auf, weil der Zuckerspiegel abfällt. Oder das Bett ist häufiger nass. Oder sie haben eine volle Blase und trauen sich nicht, aufzustehen und zur Toilette zu gehen. Ursachen solcher Art sind meist einfach zu beheben. Meist reicht es aus, bei der Schlafhygiene daran zu denken.
- *Bei Kindern mit Symptomen von ADHS und/oder ASS** treten Schlafprobleme sehr viel häufiger auf. Das heißt für uns, die allgemeinen Hinweise auf die Schlafhygiene besonders aufmerksam zu beachten (s. Kapitel 3.5). Wenn es gelingt, den Schlaf zu verbessern, wirkt sich dies oft auch auf die ADHS- oder ASS-Symptome am Tag aus.

* ADHS: Aufmerksamkeitsdefizit-Hyperaktivitätsstörung. ASS: Autismus-Spektrum-Störung

3.3 Folgen des Schlafmangels

Einleitung

Weshalb sind wir so besorgt, wenn unsere Kinder schlecht schlafen, und weshalb sind wir so verunsichert, wenn das Schlafen nicht recht gelingt?

Jeder Erwachsene, der durchwachte oder unterbrochene Nächte aus eigener Erfahrung kennt, ob nun ein weinendes Baby mit Bauchkrämpfen oder ein krankes Kind oder eigene Grübeleien die Ursache sind, erkennt folgende Symptome: Wenn wir eine oder mehrere Nächte nacheinander nicht gut schlafen, sind wir häufig ungeschickt, übellaunig, unkonzentriert, irritiert. Es kostet uns einige Willenskraft, um dies nicht erbarmungslos an unseren Mitmenschen auszulassen.

Nach einer schlechten Nacht fühlen wir uns jedenfalls nicht gerade in Hochform, und das Schlafbedürfnis lenkt uns unerbittlich ab. Wenn wir für einen Moment nicht aufpassen, überfällt es uns und wir finden uns tief schlafend auf dem Sofa wieder.

In kürzester Zeit beeinträchtigt Schlafmangel unser Denkvermögen, und es vermindert das selbstverständliche Bewusstsein unseres Körpers. Eigentlich beeinträchtigt es alle Funktionen, die mit dem Ich-Bewusstsein zusammenhängen. Damit ist hier die Fähigkeit jedes Menschen gemeint, sich selbst unabhängig von der Situation sozusagen automatisch zu regulieren und dadurch funktionsfähig zu bleiben.

Wenn der Schlafmangel so zunimmt, dass man längere Zeit schlecht schläft – und hier sind Wochen oder Monate gemeint –, kann die Beeinträchtigung des Bewusstseins sich bis auf die physische Ebene auswirken. Wichtige physiologische Prozesse wie beispielsweise das Immunsystem können gestört werden. Die Folgen sind häufige Erkältungen, fehlende Widerstandskraft, zunehmendes Bedürfnis vor allem nach Süßem oder nach Kohlenhydraten in der Nahrung, und häufig als Begleiterscheinung körperliche Schwere.

Das kleine Kind unterscheidet sich vom Erwachsenen vor allem dadurch, dass es sich mitten in seiner Entwicklungsphase befindet. Dadurch sind die Folgen eines Schlafmangels durchaus andere als beim Erwachsenen.

Schon nach kurzer Zeit ist Schlafmangel beim Kind oft an seiner Müdigkeit tagsüber erkennbar – das ist ganz wie beim Erwachsenen. Jedoch hat der Erwachsene die Fähigkeit entwickelt, dies in seinem Verhalten sowohl sich selbst als auch seiner Umgebung gegenüber zu überspielen.

Die Aufgabe der Eltern ist es, die Signale des Schlafmangels zu erkennen und rechtzeitig einzugreifen. Es gibt allerdings noch mehr Signale. Auch umtriebiges, weinerliches, reizbares Benehmen kann ein deutliches Anzeichen für Schlafmangel sein. Das wird aber oft noch als Verhaltensproblem angesehen, was natürlich bedauerlich ist und in der diesbezüglichen Behandlung kaum Resultate zeitigt.

Langfristig können die Folgen des Schlafmangels schwerwiegender werden und zu bleibenden Schäden führen. Der Grund dafür ist, dass alle Entwicklungsprozesse wie Sprech- und Sprachentwicklung, motorische, kognitive und sozial-emotionale Entwicklung gesunde Grundvoraussetzungen brauchen. Ausreichender, guter Schlaf ist eine dieser Voraussetzungen.

Das Ausbilden gesunder Schlafgewohnheiten im jungen Alter ist eine zuverlässige Basis für die weitere Entwicklung des Kindes. Gesunde Schlafgewohnheiten im Kindesalter sind auch die Grundlage für spätere Schlafgewohnheiten im Erwachsenenalter.

Welches sind die möglichen Folgen für ein Kind, wenn es über längere Zeit zu wenig schläft?

Die Auswirkungen der Schlafprobleme betreffen nicht nur das Kind, sondern oft auch die ganze Familie. Ein schlecht schlafendes Kind hält nicht nur sich selbst, sondern auch die Eltern und eventuelle Geschwister wach.

Dadurch verstärkt sich die Notwenigkeit, die Schlafprobleme zu lösen. Übrigens nimmt damit meist auch die Bereitschaft der Eltern zu, aktiv zu werden.

Die Folgen von Schlafproblemen für das Kind sind nicht zu unterschätzen. Ein Schlafproblem wird dann als Schlafstörung oder Insomnia* klassifiziert, wenn bestimmte von Somnologen festgelegte Kriterien erfüllt sind, wie beispielsweise eine Dauer von über drei Wochen und eine Frequenz von über drei Nächten pro Woche.

Intermezzo: Verbundenheit

Die Entwicklungsprozesse des kleinen Kindes erkennen wir an der Entwicklung seiner Verbundenheit mit dem eigenen Körper. Die lernt ein Kind über die unteren Sinne: den Tastsinn, den Lebenssinn, den Bewegungssinn und den Gleichgewichtssinn (Literatur 9). Durch seine Verbundenheit mit dem Körper und mit den Eltern kann das kleine Kind seine ersten Entwicklungsschritte tun: Es lernt gehen, sprechen und denken.

Von der ersten Schulzeit an, wenn das Kind schulreif ist, folgen dann die nächsten Entwicklungsschritte auf sozial-emotionalem und kognitivem Gebiet.

Im folgenden Teil betrachten wir diese Entwicklungsschritte bis ins siebte Jahr. Dort wird eine wichtige Grundlage für die Regulierung der sozial-emotionalen und kognitiven Entwicklung gelegt. Mit sieben Jahren wird das Kind selbstständig in seiner physischen Entwicklung; dann hat der Zahnwechsel eingesetzt und es ist schulreif.

Anhaltender Schlafmangel, wie er nach den vorgegebenen Kriterien als Schlafstörung definiert ist, erhöht das Risiko, dass in den ersten sieben Jahren die Grundlage – wie sie in den nun folgenden

* Die offiziellen Kriterien einer Schlafstörung finden sich im *International Classification of Sleep Disorders (ICSD III).*

Lebensphasen beschrieben ist –, unzureichend angelegt wird. Um welche Risiken es sich in den verschiedenen Entwicklungsphasen handelt, ist in den eingeschobenen Textblöcken angegeben (Literatur 13). Die beschriebenen Folgen treten allerdings nicht zwangsläufig ein. – Im Folgenden werden die Entwicklungsmerkmale der ersten sieben Jahre angegeben.

Der Säugling

Ein Baby lernt, dass es die Eltern sind, die physische Beschwerden wie Hunger, Müdigkeit, eine volle Windel, zu viel oder zu wenig Anregung durch ihr Eingreifen beheben können. Indem die Eltern die rhythmische Einteilung des Tages durch den Wechsel von Schlafen, Essen, Spielen und Versorgen vorgeben, kann das Kind wieder zur Ruhe kommen.

Wenn das gut funktioniert, lernt das Kind, einen eigenen Schlaf- und Ernährungsrhythmus zu entwickeln. Es lernt, Kontakt aufzunehmen und wieder wegzublicken, um die Intensität des Kontakts zu dosieren und wieder bei sich zu sein. Es lernt, außer sich zu geraten und wieder getröstet zu werden, und lernt auch, sich irgendwann selbst zu beruhigen, indem es am Schnuller oder am Daumen nuckelt oder an seinem Kuscheltuch lutscht. Es sind die ersten Anfänge, sich zu regulieren und zu begreifen, dass es sich physisch wohlfühlen kann. Äußerst wichtig ist dabei die Bindung an die Eltern oder Versorger. Sie sehen, wenn das Kind sich nicht wohlfühlt, und sorgen dafür, dass es versorgt wird und auch darauf vertrauen kann.

Mögliche Folgen eines Schlafproblems:
Babys: 0–6 Monate: Regulierungsproblem, äußert sich vor allem in zu wenig essen und schlafen und häufigem Weinen.

Das Kleinkind

Beim ganz kleinen Kind beginnt allmählich der Prozess der Selbstregulierung. Hat das Kind gelernt, sich selbst zu regulieren, wenn es völlig durcheinander ist, und kann wieder ruhig werden? Oder weint und schreit es weiter und ist unglücklich und kann nicht mehr schlafen? Das Kind lernt, mit grundlegenden Emotionen umzugehen, ohne sie bereits benennen zu können; dazu gehören Unwohlsein, Zorn, Kummer, Freude, Zufriedenheit.

In diesem Alter macht das Kind auch Schritte in seiner motorischen Entwicklung. Die Welt wird immer größer, wenn es stehen lernt und dann auch laufen und rennen kann. Aus der bislang vor allem liegenden Position öffnet sich dem Kind mit dem Sitzen und Stehen auf einmal ein ganz neues Blickfeld. Die Bewegungsfreiheit wird mit dem Laufen immer größer, und das Kind erlebt auch immer mehr! Viele Kinder schlafen eine Zeit lang schlechter, wenn sie mit dem Laufen anfangen.

Das Kindergartenkind

Von jetzt an kann das Kind so viel sprechen, dass es mit Worten und Sätzen ganze Geschichten erzählen kann. Durch die Sprache kann es die Eltern an allem teilnehmen lassen, was es erlebt hat! Begeisterung über das, was es alles erlebt hat, Kummer oder Zorn über das, worüber es sich beim Spielen geärgert hat, weil es etwas nicht bekam, kann es jetzt formulieren. Es entsteht ein verbales »Hin und Her«, bei dem das Kind immer mehr Stimme bekommt und ein aktiver Teilnehmer der Interaktion wird.

Mögliche Folgen eines Schlafproblems:
Kindergartenkind: 6 Monate bis zu 5 Jahren: emotionale Verhaltensprobleme und kleine physische Unglücke. Später, wenn das Kind älter wird, können sich Angst und Depression zeigen. Auch Aufmerksamkeits- oder Aggressionsprobleme oder auch Gewichtszunahme können Folgen sein.

Vom **vierten bis sechsten Jahr an** entwickelt das Kind die Grundlagen für das Denken. Es entwickelt die Fähigkeit, sein Verhalten mit seinen Gedanken zu verbinden und die Beziehung zwischen seinem Handeln und den möglichen Folgen herzustellen. Es kann schon Pläne machen für etwas, das es erreichen will, und die notwendigen Schritte dorthin bedenken.

> Mögliche Folgen eines Schlafproblems:
> **Grundschulzeit:** 5. bis 12. Jahr: Abnahme der kognitiven Leistungen, Verhaltensprobleme und Hyperaktivität, Gewichtszunahme.

Das Grundschulkind

Ab dem **siebten Lebensjahr** ist das Kind dann schulreif, es kann in immer stärkerem Maße selbstständig und zielgerichtet arbeiten und nachdenken. Es trägt selbst etwas bei, kann auf eigenen Beinen stehen und sich behaupten, wenn es im Emotionalen oder Sozialen problematisch wird. Eltern merken dem schulreifen Kind an, wie begierig es neue Fähigkeiten entdeckt und erlernt und wie neue Interessen sichtbar werden.

Zusammenfassend können wir feststellen, dass das Kind in den ersten sieben Jahren folgende Schritte tut:

1. Entwickeln eines eigenen Rhythmus für Aktivität und Ruhe
2. Regulieren von Emotionen auf einem anfänglichen Niveau
3. Gehen – Sprechen – Denken

Diese drei Entwicklungsschritte bilden zusammen die Abrundung der ersten sieben Jahre. Sie bilden eine Basis, die den Bausteinen für das Fundament eines Hauses vergleichbar sind. Diese Bausteine bestimmen die Stabilität. In der zweiten Siebenjahresphase baut das Kind weiter an seinem Haus und entwickelt sich darin auf emotionalem und kognitivem Gebiet. In der dritten Siebenjahresphase wächst das Kind weiter zum jungen Erwachsenen heran.

Nach dem Grundschulalter

Für die älteren Kinder und für Erwachsene können wir behaupten, dass die Folgen eines Schlafmangels ein stets zunehmendes Risiko auf Störungen im physiologischen, kognitiven und sozial-emotionalen Bereich darstellen.

> Mögliche Folgen eines Schlafproblems:
> **Pubertät**, 12 Jahre und älter: Nachlassen der Schulleistungen, Trübsinn und Sich-Absondern, Zunahme von Unfällen, geringere Glukosetoleranz, Gewichtszunahme, Alkohol und Drogen.
> Für **Erwachsene** hat sich bei Immunitätsstudien eine Beziehung zwischen Schlafmangel und Anfälligkeit für Infektionen erwiesen. Das zeigte sich auch bei Kindern zwischen dem 14. und 16. Jahr.*

Die Entwicklung einer zuverlässigen Verbundenheit mit dem Körper ist das zentrale Element für die Entwicklungsschritte. Ein guter Schlaf ist eines der zentralen Elemente im Fundament. Wenn dies fehlt, wird der Bau des Hauses fortgesetzt, doch das Risiko eines Schiefstands ist nicht gering. Zum Glück gibt es durchaus in einer späteren Phase noch Besserungsmöglichkeiten oder Selbstheilung! Aber natürlich gilt: je eher, desto besser.

* Wir können davon ausgehen, dass auch kleinere Kinder anfällig für Infektionen werden, wenn sie zu wenig schlafen. Nach unserer Meinung ist dies die Erfahrung vieler Eltern. Wie es kommt, dass dieser Effekt bei kleinen Kindern nicht festgestellt wurde, ist schwierig zu erklären. Vielleicht profitieren kleine Kinder einerseits noch von einer großen Reserve an Vitalität und außerdem von der vorhandenen Gesundheit der Erwachsenen.

3.4 Wie man mit Schlafproblemen umgeht

In diesem Kapitel geht es um Ratschläge zur Lösung von Schlafproblemen. Denn darum geht es letztlich. Wir wollen, dass unser Kind gut einschläft und durchschläft und dass auch wir dadurch ruhige Nächte haben. Wir fangen mit ganz einfachen Dingen an, die man tun und vor allem unterlassen kann. Wir nennen sie hygienische Maßnahmen. Doch zunächst erinnern wir noch einmal an einige bekannte physiologische Störenfriede der Nacht.

Nächtliche Rhythmusstörer

Innerhalb der Schlafphasen (Kapitel 1.2) findet ein Wechsel zwischen tiefem und leichtem Schlaf statt, wobei das Kind während der Übergänge von der einen zur anderen Phase kurz aufwachen kann.

Durch Organaktivitäten, die mit dem Stoffwechsel zusammenhängen – Galle, Leber, Ausscheidungen –, wird der Schlaf zu bestimmten Zeiten weniger tief. Bekannte Zeitpunkte sind 22 Uhr, 1.30 Uhr und gegen 3 Uhr. Das gilt auch für Erwachsene, doch die haben im positiven Fall gelernt, vernünftig damit umzugehen.

Diese Wendepunkte müssen beachtet werden. Das Kind wird kurz wach, seine Verbindung mit dem Körper wird für einen Augenblick etwas intensiver, sodass auch ein Bewusstsein seiner Umgebung möglich wird. Nun ist es gut, wenn Eltern sich darüber klar sind, dass dies normale Momente des Beinahe-wach-Werdens sind und dass unser Kind meistens ganz von selbst wieder einschläft. Wenn die Umgebung (in so einem Moment) jedoch auf das Kind reagiert, gewöhnt es sich möglicherweise daran, jetzt richtig wach zu werden.

Für alle Rhythmus-Störer gilt: Das Kind sofort zu trösten oder zu stillen, statt einen Augenblick zu warten, kann einen unerwünschten (Lern-)Prozess in Gang setzen. Der physiologische Augenblick des Wachwerdens wird dann mit der physischen Nähe eines Elternteils oder des Stillens verknüpft, sodass das Kind wirklich wach wird, was eine unerwünschte Schlafgewohnheit nach sich zieht.

Schlafhygiene

Wie helfen wir unserem Kind, aus dem Tagesbewusstsein über die träumerische Zwischenphase den Übergang zum unbewussten Nachtbewusstsein zu finden?

Jeden Abend beim Einschlafen gehen wir über die Schwelle vom wachen Tagesbewusstsein zum unbewussten Nachtbewusstsein. Für diesen Schritt müssen wir ganz zur Ruhe kommen, müssen den Tag loslassen können, um uns voll Vertrauen der Nacht hinzugeben. Häusliche Spannungen, Schulstress, Zank und Streit, zu wenig Begrenzung im Durcheinander des Tages sind nur einige Beispiele dafür, weshalb Kinder nicht einschlafen können.

Eine ruhige Atmosphäre, Vertrauen, dass alles in Ordnung ist, Geborgenheit und Klarheit sind wichtige Voraussetzungen. Erst dann kann ein Kind ins Bett gehen.

Diese Voraussetzungen müssen sich in jedem Alter ändern und sind abhängig davon, wie stark ein Kind mit dem Tagesbewusstsein verbunden ist. Je nach Alter des Kindes ist dies kürzer oder länger und intensiver. Neugeborene schlafen den größten Teil des Tages, und ihre Erlebniswelt ist nur klein. Ältere Kinder erleben zunehmend mehr: Kindergarten, Schule, Hort, Sportverein; je größer der Radius wird, desto mehr Eindrücke nehmen sie in sich auf. Bei älteren Kindern spielen die Erlebnisse des Tages eine immer größere Rolle dabei, ob sie abgeschüttelt werden und die Kinder einschlafen können.

Um dies zu lernen, braucht das Kind den Erwachsenen, der es selbst schafft, sich der Nacht zu überlassen. Das ist für viele Erwachsene ein schwieriges Thema. Die Forderungen der modernen Zeit zielen auf schnelles Reagieren, Antizipieren, Tempo, Effizienz. Vertrauen aber – sei es Vertrauen in die Nacht oder Vertrauen in etwas anderes – braucht eine andere Haltung: Offenheit, Abwarten, Aufmerksamkeit, Langsamkeit, Regelmäßigkeit. Diese Qualitäten stärken das Vertrauen und schaffen für das Kind und für den Erwachsenen die Möglichkeit, ruhig einschlafen zu können.

Die schlafhygienischen Empfehlungen betreffen drei Bereiche:

1. Die Schlafumgebung. Ein Teil der schlafhygienischen Empfehlungen bezieht sich auf die Schlafumgebung. Dabei geht es um die Schaffung einer optimalen Schlafumgebung: das Schlafzimmer, das Bett und das Bettzeug. Sie gelten für Jung und Alt.

2. Die Schlafgewohnheiten. Schlafhygienische Maßnahmen sind zum Teil altersgebunden und hängen mit den Entwicklungs- und Altersphasen des Kindes und den dazugehörigen Tätigkeiten und Gewohnheiten zusammen. Dadurch kann die Grundlage für die gesunden Schlafgewohnheiten entwickelt werden.

3. Das Einschlafritual. Ein kleines Ritual als allabendlich wiederkehrender Begleiter in die Nacht gibt Halt, Vertrauen und einen Moment des Zu-sich-kommen-Könnens. Verinnerlichung passt dazu.
   Ein größeres Kind braucht im Vergleich etwa zum Kleinkind oft mehr Hilfe der Eltern, um die Erlebnisse des Tages zu verdauen, zu ordnen und sich auf emotionalem Gebiet zu regulieren. Dabei kann es helfen, in einem ruhigen Augenblick kurz vor dem Zu-Bett-Gehen gemeinsam mit einem der Eltern auf den Tag zu blicken und ein besonders schönes Ereignis herauszugreifen.
   Ein kurzer Spruch, ein Lied oder Gebet können bei kleinen Kindern ihren Platz in dem Abendritual haben (Literatur 14).

Schlafumgebung (gilt für jeden):

- Das Schlafzimmer muss gut gelüftet und nicht zu warm sein. Empfohlen sind 15–19°C, aber für Kinder mit einem gemütlichen warmen Bett können 15°C ausreichen.
- Das Schlafzimmer sollte ziemlich dunkel sein, vielleicht mit einem kleinen Licht, wenn das Kind es braucht.
- Das Schlafzimmer muss ruhig sein. Wenn man in einer lärmenden Stadt wohnt, schafft man das nicht immer; man kann nur hoffen, dass sich das Kind im Laufe der Zeit an die Umgebungsgeräusche gewöhnt.
- Das Bett muss bequem sein (gute Matratze, richtige Größe), und der Schlafanzug, das Deckbett oder die Wolldecke müssen genug Wärme spenden. Ein Schaffell oder eine Wollunterlage sorgen dafür, dass das Laken isoliert ist und nicht feucht wird. Das Schaffell kann unter oder auf dem Laken liegen. Darunter ist dann praktischer, wenn das Kind noch nicht sauber ist.
- Für Babys kann ein Wiegenhimmel eine sehr schöne Hülle sein.

Schlafgewohnheiten je nach Alter:

Säugling

- Schläfrig ins Bett legen – und nicht erst schlafend! Der Übergang vom Liegen auf dem Arm, wo es schön warm ist, zum kalten Bett ist zu groß. Wir müssen das Kind beobachten: Bei Schlafsignalen wie gähnen, Augen reiben, roten Wangen und Ohren ist der Augenblick zum Schlafen gekommen. So lernt das Kind auch, in seinem eigenen Bett einzuschlafen. Das ist auch praktisch für später. Damit vermeidet man einen Teil der Einschlafprobleme im Kleinkind- und Kindergartenalter.

Kleinkind, Kindergartenkind, Schulkind

- Zu einer festen Zeit ins Bett gehen und aufstehen.
- Möglichst ein bis zwei Stunden vor dem Schlafen keine warme Mahlzeit mehr.

- Keine Elektrogeräte im Schlafzimmer, kein TV, Tablet oder Telefon. Während des Bettrituals auch das eigene Telefon ausschalten!
- Eine Stunde vor dem Schlafengehen keine anstrengenden oder spannenden Aktivitäten (wie Filme ansehen).
- Bei Tag nur schlafen, wenn es dem Lebensalter entspricht. Ein vierjähriges Kind braucht im Prinzip keinen Mittagsschlaf mehr. Ab der Schulzeit jedoch ist es wieder notwendig und nützlich. Wenn wir feststellen, dass unser Kind abends nicht mehr gut einschläft, ist es Zeit, diese Gewohnheit abzuschaffen. Eine gute Alternative ist es, wenn das Kind stattdessen eine Weile ruhig in seinem Zimmer spielt.
- Genügend körperliche Bewegung tagsüber, ein- bis zweimal pro Tag, am liebsten draußen.
- Genügend frische Luft am Tag, um die Melatonin-Produktion zu unterdrücken. Je mehr, desto besser.

Jugendliche

- Zu einem festen Zeitpunkt ins Bett gehen und aufstehen.
- Genügend essen, aber die letzte warme Mahlzeit zwei Stunden vor dem Schlafengehen.
- Kein Koffein oder koffeinhaltige Erfrischungsgetränke, Schokolade oder (Eis-)Tee 3–4 Stunden vor dem Schlafengehen.
- Kein Alkohol, Rauchen oder Marihuana-Konsum vor dem Schlafengehen. Am besten natürlich überhaupt nicht!
- Tagsüber nicht schlafen.
- Genügend körperliche Bewegung und frische Luft (s. oben).
- Vor dem Schlafengehen – einige Richtlinien empfehlen mindestens eine, andere auch zwei Stunden – nicht vor dem Bildschirm sitzen, und am Abend immer mit Blaulichtfilter.
- Tablet und Telefon während der Nacht ausschalten. Die häufigste Ursache für Schlafprobleme in der Pubertät ist der Gebrauch des Smartphones.

Intermezzo: Bildschirmzeit

Wir empfehlen, Kinder bis zu 7 Jahren überhaupt keinen Bildschirm benutzen zu lassen, und Kinder bis zu 10 Jahren nur unter Aufsicht. Nach dem Abendbrot nicht mehr vor dem Bildschirm zu sitzen, ist sowohl für Jugendliche als auch für Erwachsene empfohlen. Wir sind uns durchaus bewusst, dass dies in der Realität nicht immer möglich ist. Die Kinder müssen für die Schule am Computer oder Tablet arbeiten, Erwachsene machen oft noch Büroarbeit oder sehen fern. Nun ja. Es ist dadurch nicht weniger wahr. – Jedenfalls wäre es hilfreich, unnötiges Sitzen vor dem Bildschirm vor dem Einschlafen zu beschränken und vor dem Ins-Bett-Gehen noch einen Spaziergang zu machen, mit dem Hund rauszugehen oder ein gutes Gespräch zu führen.

Man sollte bedenken: Aus Studien wissen wir, dass Bildschirme bei Kindern von drei bis zu fünf Jahren einen negativen Einfluss auf den Schlaf haben können (Literatur 1). Vor allem können aggressive Bilder Schlafprobleme verursachen. Dagegen sorgte das Vermeiden aggressiver Bilder dafür, dass nicht nur das Einschlafen besser gelang, sondern sich auch das Durchschlafen und zu frühe Aufwachen bei vielen Kindern normalisierte. Wenn man als Eltern dem Kind seinen kleinen Film nicht nehmen will, kann man wenigstens entscheiden, welche Filme es sind.

Das Einschlafritual

Der Säugling

- Lied, Spruch
- Schnuller; Tüchlein oder Kuscheltier lieber erst ab 6 Monaten*

* Tüchlein oder Kuscheltier erst ab 6 Monaten. Dann kann das Kind sich selbst im Bett umdrehen, sodass keine Gefahr besteht, dass etwas auf dem Gesicht liegt und das Atmen behindert.

Kleinkind, Grundschulkind

- Vorlesen
- Tüchlein oder Kuscheltier
- Gemeinsam auf etwas Schönes vom Tag zurückschauen
- Fußbad; Füße mit Lavendelöl oder Ähnlichem einreiben, Wärmflasche ins Bett, Schlafsocken
- Schlaflämpchen an, wenn es wirklich für das Kind nötig ist

Jugendliche

- Mit dem eigenen Hund oder dem der Nachbarn spazieren gehen
- Lesen vor dem Zubettgehen
- Fußbad, Füße mit Lavendelöl oder Ähnlichem einreiben, Wärmflasche ins Bett
- Rückblick auf ein schönes Ereignis des Tages, allein oder mit einem der Eltern

3.5 Dinge, die man tun, und Dinge, die man nicht tun sollte

Es gibt eine Reihe von Dingen, die wir erst einmal selbst tun können, bevor wir professionelle Hilfe suchen. In der hier aufgeführten Liste haben wir 10 Dinge aufgezählt, die jeder wiederholt durchgehen und sich jedes Mal fragen kann, ob er es bereits getan hat, eine Art Checkliste. Daneben haben wir noch einmal 10 Dinge aufgelistet, die wir *nicht* tun sollen. Ebenfalls eine Art Checkliste. Beide Listen sind zur besseren Übersicht absichtlich kurz gehalten. Die meisten Themen sind im Laufe des Buches ausführlich behandelt worden.

10 Dinge, die wir tun sollten

1. Für Rhythmus am Tag sorgen, denn am Tag auf gesunde Weise wach sein bedeutet gesunden Schlaf in der Nacht.
2. Als Eltern ein gutes Schlaf-Vorbild geben.
3. Ritual einführen, wenn wir das nicht bereits getan haben. Das Ganze nur kurz.
4. Gesunde Schlafumgebung schaffen: Wärme, Kühle, Geräusche, eigenes Bett oder mit Bruder oder Schwester im Zimmer.
5. Selbst gesund bleiben und unser Kind für eine Nacht (oder zwei) ausquartieren, wenn wir zu müde sind.
6. Ent-psychologisieren. Es hat meistens keine psychologische Bedeutung, wenn das Kind nicht gut schläft.
7. Einen eigenen Standpunkt einnehmen und sich mindestens 6 Wochen daran halten.
8. Zuerst praktische Lösungen.
9. Für Wärme sorgen.
10. Kuscheltier, Tüchlein oder Schnuller ausprobieren. Es erfüllt seinen Zweck als »Ersatz-Objekt« und gibt Beruhigung und Halt.

10 Dinge, die wir nicht tun sollten

1. Uns schuldig fühlen.
2. Denken, dass unser Kind es absichtlich tut.
3. Mehr als einen einzigen Rat in einer zu kurzen Zeit befolgen. (Erst nach 2 Wochen wissen wir, ob etwas funktioniert und eine neue Gewohnheit entstehen kann.)
4. Aufregende Spiele vor dem Zubettgehen, Musik oder Hörbuch beim Zubettgehen.
5. Vor dem Schlafengehen am Bildschirm sitzen.
6. Eilig, nicht mit den Gedanken dabei sein während des Bettrituals.
7. Das Kind früher ins Bett stecken, weil man selbst zu müde ist.

8 Mit dem Partner oder dem großen Kind über Erziehungsfragen streiten.
9 Bei jedem kleinen Mucks unseres kleinen Kindes herbeieilen. (Jedes Kind wacht mehrmals in der Nacht kurz auf und schläft wieder ein.)
10 Kilometerweit mit dem Baby herumlaufen oder -fahren. Damit gewöhnen wir dem Kind etwas an; und das Abgewöhnen ist schwer.

3.6 Hilfe von außen

Und wenn nichts hilft?

Allen Versuchen zum Trotz – wir haben sämtliche schlafhygienischen Maßnahmen angewandt, aber unser Kind schläft nicht ein, ist sehr viel wach, ist lange wach oder sehr früh schon wieder wach, ist tagsüber müde, missmutig, fühlt sich nicht wohl, und in der Schule klappt es auch nicht. Oder wir selbst sind erschöpft und die übrige Familie leidet unter den schlecht schlafenden Eltern.

Dann ist es Zeit für Hilfe von außen.

Es gibt verschiedene Möglichkeiten der professionellen Behandlung, von denen wir hier drei nennen:

- Medikation
- Unterstützung in Gesprächsform
- Therapien

3.7 Medikation

Anthroposophische Medikation

Anthroposophische Heilmittel können sehr wirksam sein, wenn sie in der richtigen Weise eingesetzt werden. Zur genaueren Lektüre möchten wir besonders ein Buch von Georg Soldner und Hermann Michael Stellner empfehlen (Literatur 11). – In diesem Buch beschränken wir uns auf Heilmittel, die leicht erhältlich sind und ohne Risiko ausprobiert werden können.

Indikation: Mutter oder Vater ist erschöpft.

- Biodoron® 0,1 % Tabletten (Weleda) 3-mal täglich 2
- Rhythmische Massage oder äußerliche Anwendungen
- Skorodit Kreislauf Globuli velati (Wala) 3-mal täglich 1

Indikation: Säugling mit angespanntem Bäuchlein.

- Chamomilla Cupro culta Rhadix Rh D3 Globuli (Weleda) 2-mal täglich 2 Tropfen

Indikation: »Schock«, zum Beispiel durch die Geburt, Krankenhausaufenthalt.

- Bryophyllum Argento cultum Rh D3 Dilutio (Weleda) 2-mal täglich 2 Tropfen
- Oxalis, Folium 10 % Salbe (Weleda) 2-mal täglich auf den Oberbauch
- Oxalis Folium Rh D3 Dilutio (Weleda) 2-mal täglich 2 Tropfen

Indikation: Einschlafprobleme bei Säuglingen mit Anspannungen und Unruhe, die tagsüber natürlich kaum zur Ruhe kommen können.

- Melissa Cupro culta Rh D3 Dilutio (Weleda) 2-mal täglich 1 Tropfen
- Solum Öl (Wala) 1–2-mal täglich auf die Haut auftragen
- Passiflora Zäpfchen (Wala) 1–3-mal täglich

Indikation: Bei Säuglingen mit Anspannungen, Unruhe und Reflux:

- Magnesium phosphoricum acidum D6 Dilutio (Weleda) 2–3-mal täglich 1 Tropfen

Indikation: Einschlafprobleme bei Säuglingen mit Anspannungen und Unruhe und wenn die Zähne kommen.

- Belladonna/Chamomilla Globuli (Wala) 2–3-mal täglich 2

Indikation: Einschlafprobleme bei Schulkindern, die abends noch zu wach sind.

- Phosphorus D24 / Malva Dilutio (Weleda) 5 Tropfen abends mit etwas Wasser
- Phosphorus D25 / Sulfur D25 aa Dil. (Weleda) 5 Tropfen abends mit etwas Wasser

Indikation: Einschlafprobleme bei Schulkindern, die nachts auch noch ein paarmal aufwachen.

- Sulfur D12 Globuli (Wala) abends 5

Indikation: Einschlafprobleme bei Vorschulkindern und Schulkindern, die tagsüber nicht wach genug sind und abends nicht loslassen können.

- Morgens Rosmarinöl (Wala oder Weleda) auf den Rücken
- Abends Lavendelöl (Wala oder Weleda) auf die Unterschenkel
- Conchae D6 Trit. (Weleda) abends ½ Teelöffel

Indikation: Schlafprobleme bei Schulkindern in einer labilen Phase, die leicht frieren, Kopfschmerzen haben und Ähnliches.

- Cardiodoron® Tropfen (Weleda) 2–3-mal täglich 7 Tropfen
- Primula comp. Glob. (Wala) 2–3-mal täglich 7
- Malvenöl (Wala) 2–3-mal pro Woche Rumpf und Gliedmaßen

Indikation: Einschlafprobleme bei Schulkindern und Heranwachsenden, die tagsüber nicht richtig wach sind und müde aussehen.

- Hypericum ex herba 5 % Oleum (Wala) morgens auf Arme und Beine
- Hypericum ex herba D2 Globuli velati (Wala) 3-mal täglich 7

Indikation: Einschlafprobleme bei Heranwachsenden und Kindern mit ADHS- und/oder ASS-Symptomen und Unruhe.

- Hyoscyamus/Valeriana Dil. (Weleda) abends, oder 3-mal täglich 15–20 Tropfen mit etwas Wasser einnehmen*

Indikation: Durchschlafprobleme im Allgemeinen.

- Mit Solum Öl (Wala) zur Nacht den Körper einreiben
- Sulfur D12 Dil. (Weleda) abends 5–10 Tropfen mit etwas Wasser einnehmen
- Oder: Sulfur D12 Globuli velati (Wala) abends 5

Indikation: Durchschlafprobleme im Allgemeinen, bei Kindern, die morgens schlecht gelaunt aufwachen und abends noch hellwach sind.

- Atropa belladonna ex herba D10 Globuli velati (Wala) abends 5

Indikation: Durchschlafprobleme im Allgemeinen bei erschöpften Kindern.

- Hepatodoron® Tabl. (Weleda) abends 2–5 Tabletten

Melatonin

Da Melatonin auch in Apotheken frei verkäuflich ist, herrscht allgemein die Ansicht, es sei ein harmloses Schlafmittel. Doch gilt hier dasselbe wie beispielsweise für Paracetamol. Der freie Verkauf steht nicht für Sicherheit.

Die *physiologische, natürliche* Situation: Das Hormon Melatonin wird bei fehlendem Licht vom Körper produziert. Tagsüber ist der Melatoninspiegel im Blut sehr niedrig, bei Eintreten der Dunkelheit steigt der Spiegel schnell an (s. Abb. 6). Es ist ein Dunkelheitshormon, kein Schlafhormon. Auch bei Nachttieren steigt der Melatonin-Spiegel bei Eintritt der Dunkelheit. Beim Menschen

* Dieses Mittel ist in Deutschland verschreibungspflichtig.

folgt wenige Stunden nach dem Ansteigen des Melatonin-Spiegels im Blut Schläfrigkeit. Es hat also keine Schlaf fördernde, sondern eine indirekte Wirkung, da es eine innere Schlafglocke anschaltet.

In *pharmakologischen* Mengen – bei Erwachsenen über 0,3 mg – gibt es allerdings eine direkt einschläfernde Wirkung. Sie wird meistens von Menschen mit Schlafproblemen genutzt.

Nebenwirkungen sind zwar kaum bekannt, allerdings auch nicht gründlich erforscht worden. Melatonin hat nicht nur eine Wirkung auf das Gehirn oder auf das Schlafbedürfnis. Es gibt Rezeptoren im ganzen Körper und wirkt dementsprechend auch dort.

Konsequent wäre es also, so lange überhaupt kein Melatonin einzunehmen, bis wir wissen, ob es gesichert ist. Daher ist man generell auch sehr zurückhaltend mit der Empfehlung, Melatonin bei Schlafstörungen einzusetzen. Höchstens bei einem verschobenen Tag-Nacht-Rhythmus ist es nützlich, um die biologische Uhr wieder zu »resetten«. Übrigens wirkt Tageslicht viel stärker auf die Unterdrückung der Melatonin-Produktion und damit auf die Wiederherstellung der biologischen Uhr.

Herkömmliche Medikation

Nur in Sonderfällen sollte man einen Ausweg bei herkömmlichen Schlafmitteln wie Phenergan und Nitrozepam suchen. Entscheidende Gründe dafür, dass wir das nicht befürworten, sind: Es stört die Schlafarchitektur, wird ziemlich schnell zur Gewohnheit und führt tagsüber fast immer zu Schläfrigkeit. Außerdem hat es bei Kindern manchmal sogar die gegenteilige Wirkung; sie werden unruhig und aufgeregt. Und die vielleicht einschneidendste Nebenwirkung ist: Die nächtliche Reise durch die Engelwelt wird gestört.

3.8 Unterstützung in Gesprächsform

Unterstützung für die Eltern in Form von Elternbegleitung oder für den Jugendlichen in Form von Gesprächstherapie.

Wenn es nicht aus eigener Kraft gelingt, den Schlafproblemen beizukommen, weil die Gewohnheiten eingerostet sind, oder wenn man bereits alles Mögliche versucht hat und keinen Erfolg damit hatte, ist es keine Niederlage, sich an jemand Sachkundigen zu wenden. Jemand mit Abstand und frischem Blick auf die Situation kann dabei helfen, die Gewohnheiten anzuschauen, einen Stufenplan für neue Gewohnheiten zu erstellen und diese dann einzuhalten. Oder er kann zumindest ein realistisches Bild der Situation entwerfen. Folgende Fragen können dabei helfen:

- Für Eltern von Säuglingen: Wie unglücklich ist unser Kind, wenn es nachts weint? Wie unglücklich sind wir selbst eigentlich? Können wir auf eine vernünftige Weise lernen, nicht auf jeden kleinen Mucks zu reagieren?
- Für Eltern von Kindern in der Vorschule und ersten Schulzeit: Wie gehen wir mit unserem Kind um, das nicht einschlafen will und immer wieder aus dem Bett kommt? Wie reagieren wir, wenn es nachts zu uns ins Bett kriecht, weil es, wie es sagt, schlecht geträumt hat? Erinnert uns diese Szene an etwas aus unserer eigenen Kindheit?
- Für Eltern von Kindern in der Pubertät: Wie normal ist es für uns, wenn es um Mitternacht noch beim Surfen, Chatten oder Zocken sitzt? Stellen wir Bedingungen und halten uns daran, verhandeln wir, gibt es Belohnungen?

Wenn ein größeres Kind selbst Fragen hat und das Einschlafen lernen will, wenn es sich dauernd Gedanken über irgendetwas macht und genug davon hat, wenn es aus eigener Kraft diese Gedanken nicht abschütteln kann, hilft es sicher, ein paar Gespräche mit einem Therapeuten zu führen.

3.9 Therapien

Äußerlich: Einreibungen, Bäder, Wickel oder Rhythmische Massage

Unter äußerlicher Therapie verstehen wir, dass der Körper über die Haut einen Reiz empfängt, um damit einen inneren Veränderungsprozess in Gang zu setzen. Der Therapeut kann den ganzen Körper oder einen Teil des Körpers durch eine rhythmische Einreibung mit einem ätherischen Öl behandeln. Es kann auch ein Körperbad oder ein Fußbad sein, ein Wickel oder eine Kompresse, die mit einem Extrakt aus einer pflanzlichen oder mineralischen Substanz verabreicht werden. Die verabreichte Substanz setzt dann den inneren Prozess in Gang; je nach Art der Verabreichung – eine Einreibung, ein (Teil-)Bad, Wickel oder eine Kompresse – wird der Wirkungsbereich bestimmt.

Die Rhythmische Massage wird von Ärzten verordnet und von zertifizierten Therapeuten durchgeführt. Auch Rhythmische Massage wird mit ätherischen Ölen durchgeführt, wobei die Wirkung des Öls durch die verschiedenen Berührungen unterstützt wird, die im Körpergewebe selbst Prozesse in Gang setzen.

Bei Einschlafproblemen werden oft die ätherischen Öle Lavendelöl, Rosenöl und Malve-Olive verwendet. Bei einem sinnlich offenen Menschen ist Solum Öl, das auch eine Spur Hochmoortorf enthält, ein geeignetes Öl, das Umhüllung gibt.

Bei Durchschlafproblemen wird am liebsten Rosmarinöl zum Aufwachen am Morgen gebraucht. Schon allein der Duft des Rosmarins ist ermunternd und stimulierend (deshalb lieber nicht am Abend verwenden!). Melissenöl oder Hypericumöl sind ebenfalls bei Durchschlafproblemen geeignet und können auch mittags oder abends angewendet werden. Alle drei fördern die Verbindung zwischen dem oberen und dem unteren Pol.

Eurythmietherapie / Heileurythmie

Heileurythmie ist eine Bewegungstherapie, die aus einer Tanzform entwickelt wurde. Die Kraft der Eurythmie besteht darin, dass Bewegungen zur Gebärde werden. Dadurch haben alle eurythmischen Bewegungen eine starke Ausdruckskraft. Die Bewegungen haben ihren Ursprung in den Klängen der Sprache und der Musik. Die Formkräfte, die den Klängen der Sprache oder der Musik zugrunde liegen, werden eingesetzt, um einen Heilungsprozess aufzurufen. Dadurch können Einseitigkeiten infolge von Anlage oder Krankheit durch Bewegungen angeregt werden, die ein heilendes Gleichgewicht schaffen. Heileurythmie ist für jedes Lebensalter möglich. Bei Säuglingen oder sehr kleinen Kindern führen die Eltern die Bewegungen mit dem Kind oder für das Kind aus.

Künstlerische Therapie

Bei der Kunsttherapie werden die bildnerischen Fähigkeiten des Menschen angesprochen. Durch Zeichnen, Malen oder Plastizieren wird am Erleben von Farbe, Form und Bewegung gearbeitet. Innere Prozesse, die festgefahren sind oder für die es in der Sprache bisher keine Worte gab, können hier durch das Bild – wieder – in Bewegung kommen. Kunsttherapie kann eingesetzt werden, wenn der mittlere, rhythmische Bereich unterstützt werden muss. Sie kann ab dem fünften Jahr angewendet werden.

Musiktherapie

Zusammen musizieren bedeutet, Rhythmus zu üben und sich mit anderen abzustimmen. In der Musiktherapie lernt ein Kind auf non-verbale Art, bei sich zu sein und dennoch auf den anderen, auf die Musik zu achten. Das ist ein Atmen, wie auch Einschlafen und Aufwachen Atmen ist. Es hilft auch dann, wenn ein Kind bereits Musikunterricht hat. Musiktherapie hat den Vorteil, dass man sich genau auf das Niveau des Kindes und seine Fähigkeiten einstellen kann. Genau solche Schwierigkeiten, wie das Kind sie gerade hat, können mit Vergnügen und Erfolg überwunden werden. Musiktherapie kann in jedem Alter eingesetzt werden. Sie beginnt mit dem Kind auf dem Schoß als »Musiktherapie durch Lauschen«. Doch schon ab vier Jahren kann ein Kind aktiv in die Therapie einbezogen werden.

Ernährungstherapie

Ernährung ist die vielseitigste der hier genannten Therapieformen. Essen müssen wir alle.

Das kleine Kind beginnt mit flüssiger Nahrung. Muttermilch oder Flaschennahrung sind, was die Verdauung betrifft, so gut wie möglich dem angepasst, was es braucht. (Beide sind leicht verdaulich.) Mit dem Beginn der festen Ernährung wird viel mehr vom Kind verlangt. Der Übergang von süßer Milch zu anderen Geschmäckern, die Einführung anderer als flüssiger Strukturen erfordern Gewöhnung. Jedes Kind geht anders damit um. Das eine Kind kann es nicht abwarten, bevor es etwas bekommt, das andere wehrt sich und will nur die bekannte Milch. Zum Glück gelingt die Umstellung schließlich doch.

Für das Kind bedeutet feste Nahrung, dass es mehr äußere Reize verarbeitet. Außer dem süßen Geschmack der Milch erscheint jetzt etwas Saures, Salziges, Bitteres. Die Konsistenz der Ernährung wird vielfältiger: dickflüssig oder weich oder körnig.

Für Getreide, Früchte und Gemüse muss das Kind außerdem seine Verdauungsmöglichkeiten ausweiten.

Die Beschaffenheit der Nahrung erfordert mehr oder weniger große Anstrengung vom Kind, reizt oder schont die Sinne, unterstützt den Stoffwechsel oder regt ihn zur Verdauung an.

Ernährungsberater können gemeinsam mit uns schauen, ob die Nahrung zu den Anlagen und Möglichkeiten unseres Kindes passt, und über den richtigen Zeitpunkt für Änderungen nachdenken.

3.10 Die Kinder aus Kapitel 1.1

Und wie ist es nun mit den Kindern aus Kapitel 1.1 weitergegangen? Ihre Eltern haben sehr unterschiedliche Lösungen gefunden.

Die inzwischen sieben Monate alte **Maike** schläft! Die Großeltern haben Maikes Eltern vorgeschlagen, zwei Wochen lang die Nächte zu übernehmen. Die Eltern sorgten für den Tag. Den haben sie straff organisiert, mit einem Wechsel von Spielen, Essen, (allein) schlafen und draußen Spazierengehen. Das Baden haben sie weggelassen, nach dem Saubermachen haben sie Maike schnell mit Solum-Öl eingerieben. Die baumwollenen Kleider wurden durch Woll- und Wolle-Seide-Kleider ersetzt.

Nach drei Nächten mit Opa und Oma schlief Maike schon fast durch. Doch die Großeltern haben die zwei Wochen bis zum Ende durchgehalten, sodass die Eltern richtig gut durchatmen konnten.

Bei dem zweijährigen **Jonas** hat es länger gedauert, bis er sich der Nacht überlassen konnte. Die ersten Maßnahmen schienen gut zu helfen: ein streng aufgebautes Programm der Tagesaktivitäten ab 17 Uhr; das abendliche Bad wurde gestrichen; Jonas bekam sein Abendbrot für sich allein, nicht mit der übrigen Familie zusammen. Aber nach einer Woche schien er den Trick durchschaut zu haben und die Wirkung war auf einmal verschwunden. Der folgende Versuch war, ihn am Ende des Nachmittags schön müde werden zu lassen: in der Sandkiste spielen und intensiv mit seinen Spielsachen hantieren. Das Resultat war dramatisch schlecht. Also wieder zurück zum Reduzierungsprogramm. Zwei neue Maßnahmen schlugen gut an: Das Ritual beim Schlafengehen wurde stark gekürzt. Und einer der Eltern hat den Kleinen vor dem Schlafengehen mit Kamillenöl eingerieben und dabei leise gesummt. Die echte Besserung stellte sich ein, als Jonas auf Anraten eines Arztes abends

Belladonna-Tropfen bekam. Nun ging es nur noch darum, den richtigen Augenblick zu finden. Am Ende wurden es zwei Stunden vor dem Schlafengehen.

Die fast fünfjährige **Luisa** scheint eine kleine Grüblerin zu werden. Es gibt anscheinend immer etwas, worüber sie sich Sorgen machen kann, wenn sie ins Bett muss. Die Eltern haben ein Geschichtendöschen gemacht. Luisa darf am Ende des Tages eine einzige Geschichte von dem erzählen, was sie erlebt hat. Die Eltern schreiben sie für sie auf und stecken die Geschichte in das Döschen. Es scheint ein rechtes Zauberdöschen zu sein, denn am nächsten Abend ist die Geschichte ein oder zwei Sätze länger geworden. Die Erzieherin hat vorausgesagt, dass es nach den Weihnachtsferien mit dem Einschlafen bestimmt besser sein wird. Sie wusste, dass dies bei Mädchen wie Luisa häufiger vorkommt. Und sie hat recht bekommen.

Der sechsjährige **Kai** schläft durch – mit Windeln und im eigenen Bett. Die Eltern sind in sich gegangen und haben eine Kehrtwendung gemacht. Sie haben eine große Packung großer Windeln gekauft und Kai erklärt, dass es sechsjährige Jungs gibt, die nicht wach werden, wenn sie nachts pinkeln müssen, und dass solche Jungen überhaupt nicht babyhaft sind. Kai hat das geschluckt. Seit der ersten Nacht schlief er durch – in seinem eigenen Bett.

Nach Rücksprache mit dem Hausarzt ist er zur Massage beim Physiotherapeuten gegangen: einmal pro Woche für eine Dauer von 8 Wochen. An den anderen Abenden haben seine Eltern den Unterleib mit Hypericum-Öl eingerieben. Nach dem ersten Mal wurde er nachts prompt wach, doch danach schlief er wieder durch.

Die neunjährige **Kris** ist empfindlich und langsam. Ob das so bleiben wird? Vater und Mutter haben sich gefragt: Wie können wir unserer Tochter helfen, etwas stabiler zu werden? Die Mutter erkennt sehr viel von sich in Kris. Sie konnte als Kind auch endlos nölen, bevor sie richtig einschlief. Der Vater hat kein Verständnis dafür. Er muss aufpassen, dass er sich nicht ärgert bei dem Herumtrödeln seiner Tochter. Er findet, die Mutter sei zu nachgiebig. Das Gespräch hilft beiden Eltern. Kris braucht nicht mehr so lange, um zur Sache zu kommen. Beide Eltern haben eine Idee. Der Vater schlägt Reiten vor und die Mutter erstellt einen Wochenplan. Und so wird's auch gemacht. Mittwochnachmittag geht Kris zum Ponyreiten, und am Sonntagabend trifft man sich zum Familienrat. Es ist ein richtiger Terminkalender, jeder darf Punkte anmelden, und nach 10–15 Minuten ist ein Wochenplan für die ganze Familie fertig.

Die arme **Lieve**! Ihr Vater regte sich darüber auf, dass die Sanftmut seiner zehnjährigen Tochter in der Klasse so eingesetzt wurde. Das musste sofort aufhören. Ihre Mutter war vorsichtiger. Vielleicht war es doch eine gute Maßnahme der Lehrkraft. Vielleicht könnte Lieve auf diese Weise lernen, besser für sich einzustehen. Die Eltern entschieden sich zu einem Gespräch mit der Lehrkraft. Es wurde ein gutes Gespräch. Der Kompromiss war, nicht Lieve aus der Gruppe der Rabauken herauszunehmen, sondern ein weiteres Mädchen dazuzusetzen. Die Lehrkraft besprach dies mit den Eltern von Bille, ebenfalls einem sanften Mädchen. Die fanden es gut, und nach ein paar Tagen wurde Bille zu Lieve in die Rabaukengruppe gesetzt. Interessant: Lieve konnte schon in der Nacht davor durchschlafen. Nun musste sie noch zu Kräften kommen. Vom Ernährungsberater bekam sie Rezepte für eine Diät, die sie selbst zubereiten konnte. Von einer Therapeutin bekam sie eine Reihe äußerlicher Anwendungen mit Malven-Öl. Nach sechs Wochen hatte sie wieder rote Wangen und hatte fast ein Kilo zugenommen.

Was würden wir tun, wenn wir **Jonathans** Eltern wären? Mit dem 14-jährigen Jonathan reden, vielleicht noch mit Daniel dazu? Würden wir uns die Kontoauszüge zeigen lassen? Oder die Chat- und Surf-Verläufe? Oder beides? Würden wir mit dem Mentor oder dem Schulleiter Kontakt aufnehmen? Oder würden wir die Sache laufen lassen? Durch Schaden wird man doch klug, oder? »Ich selbst war mit 14–15 auch kein Engel.« Ist das eine Rechtfertigung dafür, wegzusehen?

Jonathans Eltern haben den Stier bei den Hörnern gepackt, haben Einblick in die Kontoauszüge verlangt – und erhalten –, haben Einblick verlangt – und nicht erhalten – in Verläufe bei WhatsApp und im Internet. »Schon gelöscht.« Klar … Jonathan hatte schräge Spiele runtergeladen, jedoch waren, soweit die Eltern es nachverfolgen konnten, keine schlimmen Dinge gelaufen. Sie legten eine neue Hausregel fest: Kein Smartphone im Schlafzimmer. Niemals und bei niemandem. Und sie verlangten wöchentlichen Einblick in die Kontoauszüge. Jonathan war wütend und erleichtert. Lektion gelernt. Die Nächte normalisierten sich auf Teenager-Proportionen.

Dass die 16-jährige **Vivian** überlastet ist, hatten wir wohl schon verstanden. Ob wir uns aber getraut hätten, das zu tun, was ihre Eltern beschlossen haben? Die Mutter wachte eines Morgens mit der Sicherheit auf: Das muss aufhören, das ist Wahnsinn. Sie beriet sich mit ihrem Partner, und dann stellten sie Vivian vor die Wahl: Entweder eine Spielklasse zurück oder aufhören mit Hockey. Es wurde kein angenehmes Gespräch, Vivian lief mittendrin hinaus. Am nächsten Tag versuchten die Eltern vergeblich, das Gespräch wiederaufzunehmen. Am folgenden Abend fing sie selbst an: »Und wenn ich in einen anderen Club gehe?« Darüber ließe sich reden, wenn sie da nicht auch wieder in der Auswahl spielen würde. Die nächste Krise. Ein paar unangenehme Tage später schlug Vivian vor, zum Arzt zu gehen – ob die Mutter mitkommen wolle? Dem Arzt berichtete Vivian von der Vielzahl ihrer körperlichen Probleme. Der Arzt stellte Überlastung fest und schlug Vivian vor, es einfach mit dem Oberbegriff Burn-out, Überlastung, Überanstrengung zu benennen? Es wurde Überlastung. Sie bekam für sechs Wochen Hockeyverbot. Vivian ist wütend, aber trotzdem erleichtert. Nach sechs Wochen teilte sie dem Arzt mit, dass sie jetzt Volleyball macht.

Literatur

1 Garrison, M.M.C./Dimitri, A.: »The Impact of a Healthy Media Use Intervention on Sleep in Preschool Children«. In: *Pediatrics* 130/3(2012), S. 492–499.

2 Girke, Matthias: *Innere Medizin. Grundlagen und therapeutische Konzepte der anthroposophischen Medizin.* Berlin: Salumed Verlag 2012.

3 Joseph, D./Chong, N.W. u.a.: »Getting rhythm: how do babies do it?« In: *Arch Dis Child Fedal Neonatal* 100(2015), F50–F54.

4 Knutson, K.L./ Spiegel, K. u.a.: »The metabolic consequences of sleep deprivation«. In: *Sleep Medicine Reviews* 11(2007), S. 163–178.

5 Kröz, M./Reif, M. u.a.: Review: »The questionnaire on autonomic regulation: a useful concept for integrative medicine?« In: *Journal of Integrative Medicine* 14(2016). S. 315–321.

6 Matricciani, L./Olds, T. u.a.: »Never enough sleep: A brief history of sleep recommendations for children«. In: *Pediatrics* 129/3(2012), S. 2011–2039.

7 Mindell, J./Leichman, E. u.a.: »Implementation of a nightly bedtime routine: How quickly do things improve?« In: *Infant Behaviour and Development* 49(2017), S. 220–227.

8 Schoorel, Edmond: *Wärme: und ihre Bedeutung für das heranwachsende Kind.* Stuttgart: Verlag Urachhaus 2016.

9 Schoorel, Edmond: *The First Seven Years.* Fair Oaks: Rudolf Steiner College Press 2004.

10 Schoorel, Edmond: *Managing Screen Time: Raising Balanced Children in the Digital Age.* Edinburgh: Floris Books 2016.

11 Soldner, G./Stellmann, H.M.: *Individuelle Pädiatrie: leibliche, seelische und geistige Aspekte in Diagnostik und Beratung. Anthroposophisch-homöopathische Therapie.* 5. völlig neu bearb. und erw. Auflage. Stuttgart: Wissenschaftliche Verlagsgesellschaft 2018.

12 Vagedes, J./Soldner, G.: *Das Kinder-Gesundheitsbuch.* GU 2017.

13 Vlasblom, E./Sleuwen van, B. u.a.: *Richtlijn: Gezonde slaap en slaapproblemen bij kinderen.* 2017. www.ncj.nl

Wichtiger Hinweis: Sämtliche Angaben und Empfehlungen in diesem Buch wurden sorgfältig überprüft und in Übereinstimmung mit dem neuesten Wissensstand erarbeitet. Bei Heilmittel- oder Therapie-Empfehlungen handelt es sich um eine subjektive Auswahl ohne Anspruch auf Vollständigkeit, in der sich die Verordnungspraxis des Autors spiegelt.

Die Nennung von Handelsnamen oder Warenbezeichnungen geschieht im Rahmen der allgemeinen Pressefreiheit ohne Rücksicht auf Erzeugerinteressen; eine Werbeabsicht ist damit keinesfalls verbunden.

Angaben zu Medikamenten und therapeutischen Maßnahmen erfolgen mit der Einschränkung, dass Dosierungs- und Anwendungshinweise durch neue Erkenntnisse in der Forschung, klinische Erfahrungen und das sich verändernde Angebot an Präparaten dem Wandel der Zeit unterworfen sein können. Da auch menschliche Irrtümer und Druckfehler nie ganz auszuschließen sind, wird für Anwendungs- und Dosierungshinweise sowie für die Wirkung der Präparate keine Gewähr übernommen.

Jeder Benutzer wird dringend aufgefordert, die Angaben in diesem Buch anhand der Herstellerinformationen auf dem Beipackzettel auf ihre Richtigkeit zu überprüfen und die dort gegebenen Empfehlungen für die Dosierung und Kontraindikationen zu beachten. In Zweifelsfällen sollte immer ein Arzt oder ein Angehöriger der Heilberufe aufgesucht werden, insbesondere wenn die Beschwerden über mehrere Tage andauern. Die Angaben in diesem Buch sind weder dazu bestimmt noch geeignet, einen notwendigen Arztbesuch zu ersetzen. Eine Haftung vonseiten der Autoren oder des Verlages für Personen-, Sach- und Vermögensschäden ist ausgeschlossen.

Trotz sorgfältiger Kontrolle übernehmen wir keine Haftung für die Inhalte externer Links. Für den Inhalt der verlinkten Seiten sind ausschließlich deren Betreiber verantwortlich.